# BEI GRIN MACHT SICH IHR WISSEN BEZAHLT

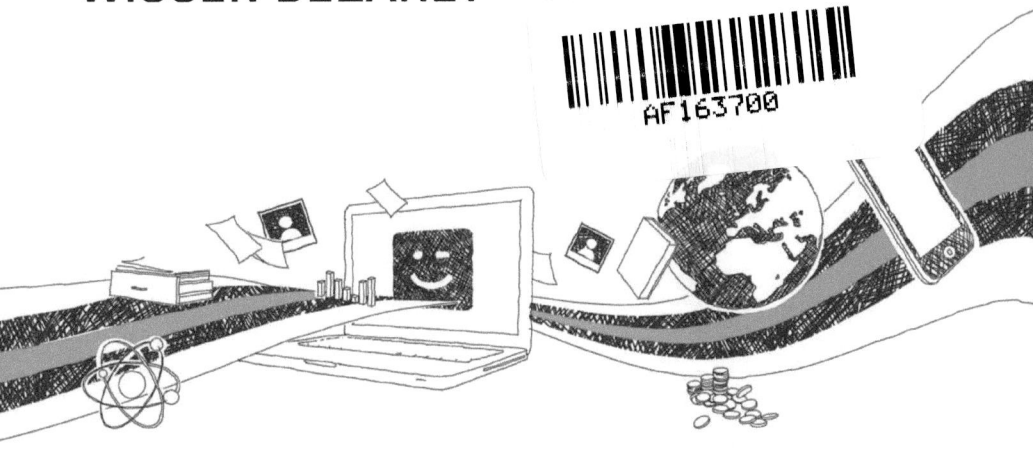

- Wir veröffentlichen Ihre Hausarbeit, Bachelor- und Masterarbeit
- Ihr eigenes eBook und Buch - weltweit in allen wichtigen Shops
- Verdienen Sie an jedem Verkauf

Jetzt bei www.GRIN.com hochladen und kostenlos publizieren

Kristin Gühl

# Beschwerdemanagement als Instrument der Qualitätsverbesserung, Patientenorientierung und Kundenbindung

GRIN Verlag

**Bibliografische Information der Deutschen Nationalbibliothek:**

Die Deutsche Bibliothek verzeichnet diese Publikation in der Deutschen Nationalbibliografie; detaillierte bibliografische Daten sind im Internet über http://dnb.d-nb.de/ abrufbar.

Dieses Werk sowie alle darin enthaltenen einzelnen Beiträge und Abbildungen sind urheberrechtlich geschützt. Jede Verwertung, die nicht ausdrücklich vom Urheberrechtsschutz zugelassen ist, bedarf der vorherigen Zustimmung des Verlages. Das gilt insbesondere für Vervielfältigungen, Bearbeitungen, Übersetzungen, Mikroverfilmungen, Auswertungen durch Datenbanken und für die Einspeicherung und Verarbeitung in elektronische Systeme. Alle Rechte, auch die des auszugsweisen Nachdrucks, der fotomechanischen Wiedergabe (einschließlich Mikrokopie) sowie der Auswertung durch Datenbanken oder ähnliche Einrichtungen, vorbehalten.

**Impressum:**

Copyright © 2008 GRIN Verlag GmbH
Druck und Bindung: Books on Demand GmbH, Norderstedt Germany
ISBN: 978-3-656-37375-9

**Dieses Buch bei GRIN:**

http://www.grin.com/de/e-book/198202/beschwerdemanagement-als-instrument-der-qualitaetsverbesserung-patientenorientierung

**GRIN - Your knowledge has value**

Der GRIN Verlag publiziert seit 1998 wissenschaftliche Arbeiten von Studenten, Hochschullehrern und anderen Akademikern als eBook und gedrucktes Buch. Die Verlagswebsite www.grin.com ist die ideale Plattform zur Veröffentlichung von Hausarbeiten, Abschlussarbeiten, wissenschaftlichen Aufsätzen, Dissertationen und Fachbüchern.

**Besuchen Sie uns im Internet:**

http://www.grin.com/

http://www.facebook.com/grincom

http://www.twitter.com/grin_com

Berufsakademie Sachsen
Staatliche Studienakademie in Plauen
Studienrichtung Management im Gesundheitswesen

Thema der Arbeit

**Beschwerdemanagement als Instrument der Qualitätsverbesserung, Patientenorientierung und Kundenbindung**

Studienarbeit zur Erlangung
des Grades Diplombetriebswirt (Berufsakademie)
in der Studienrichtung Management im Gesundheitswesen

eingereicht von
Kristin Hahn

**Autorenreferat**

HAHN, Kristin: Beschwerdemanagement als Instrument der Qualitätsverbesserung, Patientenorientierung und Kundenbindung, Berufsakademie Sachsen, Staatliche Studienakademie in Plauen, Studienrichtung Gesundheits- und Sozialmanagement, Studienarbeit, 2008.

31 Seiten, 12 Literaturquellen, 11 Anlagen

Die vorliegende Studienarbeit soll die Bedeutsamkeit eines professionellen Beschwerdemanagementsystems für ein Krankenhaus verdeutlichen. Im Verlauf der Arbeit wird die maßgebliche Relevanz des Beschwerdemanagements in Anbetracht der Aspekte Qualitäts- und Prozessoptimierung sowie unter Einbeziehung von Patientenorientierung und Kundenbindung dargelegt. Des Weiteren wird die Zweckmäßigkeit eines effektiven Beschwerdemanagements hinsichtlich einer nachhaltigen Gewährleistung der Wettbewerbsfähigkeit aufgezeigt und sowohl die mit dem direkten als auch die mit dem indirekten Beschwerdemanagementprozess in Verbindung stehenden Aufgaben erklärt. Der Praxisbezug zu den theoretischen Elementen dieser wissenschaftlichen Abhandlung wird durch die Darstellung des Beschwerdemanagementsystems der Krankenhaus XY gGmbH hergestellt. In diesem Zusammenhang wird einerseits das bestehende Beschwerdemanagementsystem hinsichtlich dessen Aufbau und Ausgestaltung erläutert sowie gleichermaßen begutachtet, inwiefern es den aktuellen gesetzlichen Anforderungen und methodischen Erfordernissen entspricht.

# Inhalt

Verzeichnis der verwendeten Abkürzungen, Symbole u. ä............................................4

1      Einleitende Erläuterungen zu den grundlegenden Aspekten des Beschwerdemanagements unter Einbeziehung der Besonderheiten medizinischer Dienstleistungen....................................................................5

2      Die Relevanz von Beschwerdemanagement und Patientenorientierung in Zeiten verstärkten Wettbewerbs..........................................7

2.1    Nutzung von Beschwerden als Chance zur Prozessoptimierung und Steigerung der Kundenbindung durch erhöhte Kundenzufriedenheit..............................................................................................9

2.2    Ziele des Beschwerdemanagements............................................................. 12

2.3    Nachhaltige Kundenzufriedenheit durch kontinuierliche Qualitätsverbesserung als primäres Ziel des Beschwerdemanagements........................ 14

2.4    Nutzen des Beschwerdemanagements für Unternehmensleitung, Mitarbeiter, Patienten und Image eines Krankenhauses................................ 14

2.5    Aufgaben im Beschwerdemanagement........................................................ 17

2.5.1   Gezielte Beschwerdestimulierung durch Sensibilisierung des Personals sowie der Patienten und Kunden.................................................. 18

2.5.2   Beschwerdeannahme, -bearbeitung und -reaktion......................................... 19

2.5.3   Beschwerdeauswertung, -controlling, -dokumentation und Beschwerdereporting..................................................................................... 23

2.6    Argumentativer Umgang mit Beschwerden und moderne empfängerorientierte Korrespondenz im Beschwerdemanagement.............. 26

2.7    Betrachtung der gegenwärtigen Gestaltung des Qualitäts- und Beschwerdemanagementsystems der Krankenhaus XY gGmbH.................29

3      Zusammenfassende Darlegung der Bedeutung des Beschwerdemanagements................................................................................ 32

Quellenverzeichnis und Literaturverzeichnis............................................................ 34
Verzeichnis der Anlagen............................................................................................ 36

# Verzeichnis der verwendeten Abkürzungen, Symbole u. ä.

| | |
|---|---|
| bzw. | beziehungsweise |
| CRM | Customer Relationship Management |
| DIN | Deutsche Industrie Norm / Deutsches Institut für Normung |
| EN | Europäische Norm |
| f. | folgend |
| ff. | fortfolgende |
| gGmbH | gemeinnützige Gesellschaft mit beschränkter Haftung |
| ISO | International Organization for Standardization |
| QM | Qualitätsmanagement |
| QMB | Qualitätsmanagement-Beauftrage(r) |
| QMH | Qualitätsmanagement-Handbuch |
| S. | Seite |
| TQM | Total Quality Management |
| Vgl. | Vergleiche |

# 1 Einleitende Erläuterungen zu den grundlegenden Aspekten des Beschwerdemanagements unter Einbeziehung der Besonderheiten medizinischer Dienstleistungen

Das Beschwerdemanagement ist eines der bedeutendsten Aufgaben im Bereich des Kundenmanagements, weil hiermit die Unzufriedenheit von Kunden verdeutlicht wird und folglich im Unternehmen die Notwendigkeit entsprechender Gegenmaßnahmen besteht. Die Kundinnen und Kunden erwarten bezüglich ihrer Unzufriedenheiten eine Reaktion in Form von Verbesserungen. Sämtliche Äußerungen, welche in gewisser Weise Unmut über erbrachte Dienstleistungsprozesse beinhalten, werden als Beschwerden betrachtet. Beschwerden entstehen aufgrund einer Differenz zwischen den Erwartungen und der tatsächlichen Qualität der Leistungserbringung.[1]

Die gezielte Implementierung eines Beschwerdemanagementsystems in die Unternehmensstruktur ist für die Optimierung der unternehmensinternen Abläufe unabdingbar. Eine bloße Reklamationsannahme ist unzureichend, da in Anbetracht des zunehmenden Wettbewerbs im Gesundheitswesen ein zielgerichtetes Management von Beschwerden erforderlich wird, um sich als Krankenhaus mittels Kundengewinnung und Kundenbindung profilieren zu können. Ein effizientes Beschwerdemanagementsystem ist ein unerlässliches Element im Krankenhausmarketing und somit ein wesentlicher Bestandteil im „Customer Relationship Management (CRM)".[2] Wie aus Anlage 1 hervorgeht, beeinflusst wirksames Beschwerdemanagement ferner den Verlauf des „Lebenszyklus" einer Kundenbeziehung. Die dem Beschwerdemanagement beigemessene Kernfunktion in Bezug auf Kundenorientierung wird in Anlage 2 verdeutlicht.

Der Begriff „Beschwerdemanagementsystem" lässt sich als eine zielgerechte Verknüpfung sämtlicher Vorkehrungen, die zur dauerhaften Erhöhung und anhaltenden Sicherung der Kundenzufriedenheit beisteuern, definieren.[3] Dabei bedarf es je nach Ausgestaltung und Zielstellung des Beschwerdemanagements einer differenzierten Betrachtungsweise des Kundenbegriffes. Prinzipiell bezieht sich die Auslegung dieses Wortgebrauches auf den direkten Empfänger einer Dienstleistung, demzufolge auf die Patientinnen und Patienten eines Krankenhauses beziehungsweise die Bewohner einer Pflegeeinrichtung und gegebenenfalls auf deren Angehörige.[4] In der Praxis werden unterdessen gelegentlich auch die internen und die exter-

---

[1] Vgl. Stauss, B.; Seidel, W.: (Beschwerdemanagement), S. 49 ff.
[2] ebenda, S.23 ff.
[3] Vgl. Vergnaud, M.: (Beschwerdemanagement), S. 3
[4] ebenda, S. 2 f.

nen Kunden, also das Personal und die Geschäftspartner, mit in diese Begriffsbestimmung integriert, da die Unternehmenskultur ebenfalls auf die Berücksichtigung deren Interessen ausgerichtet sein sollte. Diese Erweiterung des Kundenbegriffes erweist sich aufgrund der engen Zusammenarbeit mit Kooperationspartnern sowie der Tatsache, dass Kundenorientierung nur durch Mitarbeiterorientierung erreicht werden kann, durchaus als sinnvoll.

Allerdings bedarf es einer eher kritischen Betrachtungsweise des oftmals synonym verwendeten Kunden- und Patientenbegriffes. Der Begriff „Kunde" verdeutlicht vorrangig, dass bestimmte Dienstleistungen in Anspruch genommen werden. Eine Inanspruchnahme medizinischer Leistungen erfolgt zwar auch im Krankenhaus, jedoch zeichnen sich diese im Vergleich zu anderen Dienstleistungsunternehmen durch spezielle charakteristische Eigenschaften aus. Beispielsweise sind sie personenbezogen, nicht lagerfähig und aufgrund der Verschiedenartigkeit der Patientinnen und Patienten nur schwer standardisierbar. Weiterhin besteht hinsichtlich des Ergebnisses ein hohes Risiko, da der Verlauf und das Resultat einer medizinischen Behandlung in der Regel kaum genauer prognostizierbar ist. Das Leistungsergebnis ist im Krankenhaussektor sehr stark von der Compliance, das heißt, von der Therapietreue und Therapiebereitschaft der Kranken, abhängig. Eine weitere Besonderheit des medizinischen Dienstleistungsbereiches stellt das uno-actu-Prinzip dar. Das bedeutet, dass Leistungserbringung und Leistungsinanspruchnahme zeitlich und örtlich aneinander gebunden sind und dass der Dienstleistungsprozess an die Anwesenheit der Patientinnen und Patienten geknüpft ist, so dass die Dienstleistung in dem Moment der „Produktion" sofort verwertet wird und keine Vorratsproduktion erfolgen kann. Zu diesen gesamten Unterscheidungskriterien des Kunden- und Patientenbegriffes kommt hinzu, dass bei der Inanspruchnahme nicht-medizinischer Dienstleistungen eine umfassende Wahlmöglichkeit der Kundinnen und Kunden in Bezug auf den Leistungserbringer besteht. Diese Möglichkeit der Alternativenwahl existiert in der Akutversorgung, wenn überhaupt, nur in sehr eingeschränktem Maße, weil hier die sofortige Hilfe zwingend von vorrangiger Relevanz ist. Allenfalls findet in Akutkrankenhäusern bei geplanten Aufenthalten der Kundenbegriff auf Patientinnen und Patienten dahingehend in eingeschränkter Weise Anwendung, dass es mit Hilfe der im Internet veröffentlichten Qualitätsberichte zunehmend ermöglicht wird, sich vor einer stationären Aufnahme über das Leistungsspektrum und den Service eines Krankenhauses zu informieren, was beispielsweise den verstärkten Konkurrenzdruck der Kliniken sowie eine höhere Anspruchshaltung der Patientinnen und Patienten begründet. Weiterhin besteht eine derartige Wahlmöglichkeit bezüglich des Leistungserbringers im Rehabilitationsbereich, wo die kurative Behandlung den Schwerpunkt der Leistungserbringung darstellt und keine Notfallversorgung und Behandlung schwerstkranker Personen durchgeführt werden muss. Insofern bedarf es bei der Interpretation des Kundenbegriffes im Rahmen dieser wissenschaftlichen Abhandlung einer entsprechenden Berücksichtigung der besonderen Charakteristika medizinischer Dienstleistungen und demzufolge einer differenzierten Betrachtungsweise des Kunden- und Patientenbegriffes.

Die Einordnung des Beschwerdemanagements in die Aufbau- und Ablauforganisation eines Unternehmens hängt beispielsweise davon ab, welche Zusammenhänge zwischen dem Beschwerdemanagementprozess und den anderen Organisationsprozessen innerhalb der Einrichtung bestehen. Weiterhin ist zu klären, welche Befugnisse dieser Fachbereich zur Erfüllung seiner Aufgaben benötigt und welche Auswirkungen daraus bezüglich der Eingliederung in die Organisationsstruktur resultieren. Von wesentlicher Bedeutung bei der organisatorischen Zuordnung eines Beschwerdemanagementsystems in den Unternehmensprozess ist die Fragestellung, inwiefern das Beschwerdemanagement in zentralisierter, dezentralisierter oder dualer Form organisiert werden soll. Prinzipiell ist diese organisatorische Ausgestaltung von zahlreichen Faktoren, beispielsweise von den charakteristischen Merkmalen des Dienstleistungsunternehmens oder von der Beschaffenheit der Kundenstruktur, abhängig.[5]

Im Verlauf dieser Arbeit soll veranschaulicht werden, welche Bedeutsamkeit einem effektiven Beschwerdemanagement im Krankenhaus zur nachhaltigen Gewährleistung der Patientenzufriedenheit beigemessen wird. Weiterhin wird dargelegt, wie sich eine gesteigerte Zufriedenheit auf die Erhöhung der Kundenbindung und auf die Erzielung strategischer Vorteile gegenüber den Wettbewerbern auswirkt. In diesem Zusammenhang wird der derzeitige Stand des Qualitäts- und Beschwerdemanagementsystems der Krankenhaus XY gGmbH erläutert und geprüft, inwiefern das bestehende System den zeitgemäßen Erfordernissen entspricht.

## 2  Die Relevanz von Beschwerdemanagement und Patientenorientierung in Zeiten verstärkten Wettbewerbs

Die Einrichtungen des Gesundheitswesens stehen vor der Herausforderung, den steigenden Ansprüchen der Kunden mit beständig knapper werdenden ökonomischen Ressourcen gerecht zu werden und gleichzeitig konkurrenzfähig zu bleiben.[6]

---

[5] Vgl. Stauss, B.; Seidel, W.: (Beschwerdemanagement), S. 88
[6] Vgl. Vergnaud, M.: (Beschwerdemanagement), S. 5

Für diesen Zielkonflikt stellt das Beschwerdemanagement ein wichtiges Hilfsmittel dar. Seit wenigen Jahren erkennen und nutzen immer mehr Unternehmen die Chance, ihr Ansehen durch die Implementierung eines Beschwerdemanagementsystems zu verbessern und sich dadurch Wettbewerbsvorteile gegenüber der Konkurrenz zu verschaffen. Lange Zeit wurde der Signifikanz von Imageförderung und Kundenorientierung eine eher sekundäre Bedeutung beigemessen.[7]

Mittlerweile hält dieses verstärkte Konkurrenzdenken auch im Dienstleistungssektor der Krankenhäuser Einzug, da die verschärfte Wettbewerbssituation zu einem Wandel der Institutionen des Gesundheitswesens hin zu kundenbewussten Dienstleistungsunternehmen geführt hat.[8]

Das vordergründige Ziel der Leistungserbringung besteht darin, die Bedürfnisse der Patientinnen und Patienten zur nachhaltigen Zufriedenheit zu erfüllen, worin die verstärkte Bedeutung eines konstruktiven Beschwerdemanagementsystems von Gesundheitseinrichtungen begründet liegt. Außerdem haben sich die Informationsmöglichkeiten der potenziellen Patientinnen und Patienten erheblich verbessert. Die Qualitätsberichte und das Leistungsspektrum von Kliniken sind für jeden im Internet ersichtlich. Durch diesen Informationsvorsprung wird sowohl die Möglichkeit der Mitbestimmung bezüglich der Wahl einer medizinischen Einrichtung gefördert, als auch die Anspruchshaltung der Patientinnen und Patienten, welche in Bezug auf ihre Erwartungshaltung an ein Krankenhaus eine zunehmende Kundenrolle einnehmen, an die Leistungserbringung erhöht. Dabei können sie vor allem die Qualität der Hotel-, Service- und Sozialleistungen mühelos beurteilen, so dass dieser Bereich für Krankenhäuser eine gute Profilierungsmöglichkeit darstellt.

Jedoch ist ein effektives Beschwerdemanagementsystem nicht nur in Bezug auf Patientinnen und Patienten relevant, sondern gleichermaßen für alle Personen, welche mit dem Krankenhaus verbunden sind – das Personal aller Hierarchieebenen und aller Bereiche ebenso wie die Geschäftspartner. Aufgrund dessen wird in zahlreichen Unternehmen mittlerweile ein umfassendes Meinungsmanagementsystem in die Organisationsstruktur integriert, um aus den unterschiedlichsten Perspektiven in Form von Lob, Anregungen und Kritiken eine kontinuierliche Verbesserung und nachhaltige Qualitätsoptimierung der Leistungserbringung zu gewährleisten und somit zu einer erhöhten Kundenzufriedenheit und Kundenbindung beizutragen

---

[7] Vgl. Holy, D.: (Lob- und Beschwerdemanagement)
[8] Vgl. Vergnaud, M.: (Beschwerdemanagement), S. 2

und den Prozess der Kundengewinnung zu erleichtern. Sämtliche Maßnahmen der Patientenorientierung dürfen hinsichtlich der Effektivität folglich keinen einmaligen und in sich abgeschlossenen Vorgang darstellen, sondern einen beständigen Optimierungsprozess herbeiführen, denn die Zufriedenheitsanalyse beinhaltet eine zeitraumbezogene Betrachtungsweise.

Aus diesen Erkenntnissen lässt sich folgerichtig ableiten, dass dem Beschwerdemanagement eine erhebliche Bedeutung im Total Quality Management (TQM) beigemessen wird, da sich zahlreiche übereinstimmende charakteristische Merkmale feststellen lassen.[9] Dazu zählen beispielsweise die ausgeprägte Kunden- und Mitarbeiterorientierung, der Gebrauch diverser Qualitätsinstrumente sowie der Grundsatz der kontinuierlichen Verbesserung von Qualität und Prozessabläufen, um dauerhaft wirtschaftlicher zu arbeiten. Die Aspekte Kunden-, Mitarbeiter- und Prozessorientierung bilden zusammen die drei Grundsätze im umfassenden Qualitätsmanagement. Mit Hilfe des Beschwerdemanagements wird ein kontinuierlicher Verbesserungsprozess initiiert. In diesem Kontext muss im Unternehmen bereichsübergreifend und über alle Hierarchieebenen hinweg eine konstante Optimierung aller Abläufe und Ergebnisse verwirklicht werden. Dazu müssen unternehmensintern die entsprechenden Rahmenbedingungen geschaffen werden. Das bedeutet, dass die Zielgestaltung gemeinschaftlich mit den Mitarbeiterinnen und Mitarbeitern vereinbart werden muss, so dass sich alle am Dienstleistungsprozess Beteiligten mit den Unternehmenszielen identifizieren können, was für die Effizienz der Kundenorientierung unabdingbar ist.[10]

## 2.1 Nutzung von Beschwerden als Chance zur Prozessoptimierung und Steigerung der Kundenbindung durch erhöhte Kundenzufriedenheit

Das Beschwerdemanagement trägt maßgeblich zur Optimierung der Abläufe eines Dienstleistungsunternehmens bei, weil die in den Beschwerden enthaltenen Kritiken wertvolle Ansätze bezüglich der Prozessoptimierung liefern. Insofern kommt einer Beschwerde hinsichtlich ihres wirtschaftlichen Nutzens die Bedeutung einer kostenlosen Unternehmensberatung zu, denn die finanziellen Aufwendungen bei Beauftragung eines externen Beraters zur Aufdeckung von Schwachstellen in den unternehmensinternen Prozessen beziehungsweise in der ablauforganisatorischen Unternehmensstruktur wären ungleich höher.[11] Auch im Vergleich zu den in der betrieblichen Praxis häufig verwendeten standardisierten Fragebögen zur Erfassung der Patientenzufriedenheit stellen Beschwerden bedeutsamere Informationsquellen mit einem aktuelleren, aussagekräftigeren und vor allem kostengünstigeren Charakter dar. Des

---

[9] Vgl. Stauss, B.; Seidel, W.: (Beschwerdemanagement), S. 40
[10] Vgl. Vergnaud, M.: (Beschwerdemanagement), S. 53
[11] Vgl. Halber, M.: (Beschwerdemanagement), S. 357

Weiteren ist die Kundenbindung mittels eines effektiven Beschwerdemanagements für Unternehmen aus finanzieller Sichtweise zumeist weniger aufwendig, als kostenintensive werbepolitische Marketingaktivitäten zur Gewinnung von Neukunden.

Kundinnen und Kunden, die Beschwerden äußern, zeigen dem Unternehmen, dass sie auch zukünftig an einer kooperativen Partnerschaft interessiert sind. Alternativ könnten sie sich desgleichen schweigend vom Krankenhaus abwenden und beispielsweise durch negative Mundpropaganda ihre Unzufriedenheit nach außen tragen. Insofern ist es von großer Relevanz, dem Patienten ebenfalls das Interesse an Kooperation zu verdeutlichen, ihn also mit seinem Anliegen ernst zu nehmen und das Problem zu seiner Zufriedenheit zu lösen, denn auf diese professionelle Art des Umgangs mit Beschwerden werden unzufriedene Kunden zu treuen Kunden und fühlen sich möglicherweise noch enger mit dem Unternehmen verbunden als zuvor.[12] Statt negativer Mundpropaganda empfehlen sie das Unternehmen gegebenenfalls sogar weiter, weil sie das Gefühl haben, dass ihnen mit ihrem Anliegen die angemessene Aufmerksamkeit entgegengebracht wird. Insofern sind Kundenbindungsmaßnahmen nicht nur eine lohnenswerte Chance für ein Unternehmen, sondern sie sind strategisch sogar zwingend erforderlich, um langfristige Vorteile im Wettbewerb zu erzielen, denn die gezielte Implementierung von Verbesserungsvorschlägen der Kunden in den Unternehmensprozess optimiert sowohl die Qualität als auch die Effizienz der Leistungserbringung.

Ein geringhaltiges quantitatives Beschwerdeaufkommen liefert hingegen noch keinerlei Aussagefähigkeit für ein entsprechend hohes Maß an zufriedenen Patienten und Kunden. Vielmehr kann dies beispielsweise einen Indikator für deren Abwendung vom Unternehmen darstellen oder auf bestehende Hemmnisse im Beschwerdemanagementsystem hinweisen, so dass die Intention des Beschwerdemanagements eindeutig nicht auf eine geringe Beschwerdeanzahl fokussiert ist, sondern vielmehr auf ein hohes Maß an Kundenzufriedenheit, welche nur durch explizite Kundenorientierung und Beseitigung bestehender Unzufriedenheiten realisiert werden kann. Umgekehrt ist eine hohe Beschwerdehäufigkeit nicht zwangsläufig gleichbedeutend mit einer unzureichenden Qualität der Dienstleistungsprozesse. Vielmehr wird dadurch das bestehende Interesse der Patientinnen und Patienten an fortdauernder Kooperation mit der medizinischen Einrichtung verdeutlicht, da Kritiken signifikante Chancen in Bezug auf Prozessoptimierungen und kontinuierliche Verbesserungsprozesse beinhalten, welche zukünftig in die Ablauforganisation integriert werden sollten.[13]

---

[12] Vgl. Franke, K.: (Beschwerdemanagement), S. 2 ff.
[13] Vgl. Stauss, B.; Seidel, W.: (Beschwerdemanagement), S. 52 ff.

Ursachen dafür, dass Beschwerden trotz bestehender Kundenunzufriedenheit nicht geäußert werden, können neben der Befürchtung negativer Reaktionen beispielsweise auch sein, dass den Kundinnen und Kunden ein fester Ansprechpartner fehlt, dass mit der Beschwerdeäußerung zu viel Aufwand verbunden ist oder dass die nachhaltige Wirksamkeit einer dargelegten Kritik angezweifelt wird, beziehungsweise die Patientinnen und Patienten lediglich nicht nach ihrer Meinung gefragt wurden.[14]

Insofern kann jedes Unternehmen stolz sein, eine hohe Rücklaufquote von Zufriedenheitsbefragungen und Patientenmeinungen – sei es auch in Form kritischer Äußerungen – verzeichnen zu können, weil dadurch der stetige Dialog mit den Patientinnen und Patienten versinnbildlicht wird. Diese hohe Resonanz ist im Meinungsmanagement durch systematische Anregung des Kundendialoges in Form gezielter Beschwerdestimulierung zu gewährleisten, was eine bedeutungsvolle Aufgabe des Beschwerdemanagements darstellt.[15] Nur, indem die Kundinnen und Kunden zur Meinungsäußerung ermutigt werden, wird eine erhöhte Zufriedenheit gewährleistet und Optimierungspotenzial verdeutlicht, was wiederum die Grundlage einer kontinuierlichen Verbesserung von Prozessabläufen bei der Dienstleistungserbringung darstellt. Hier zählen weniger die schnellen Erfolge, sondern vielmehr führen zahlreiche kleine Verbesserungen langfristig zu einer umfassenden und vor allem nachhaltigen Optimierung. Jedoch besteht auch bei einer hohen Zufriedenheit eine gewisse Gefahr der Kundenabwanderung zur Konkurrenz. Darum erweist sich eine explizite Analyse der einzelnen Zufriedenheitskriterien als zweckmäßig.

Demzufolge ist das Beschwerdemanagement hinsichtlich des in allen Beschwerden enthaltenen umfassenden Informationsgehaltes von entsprechend hoher Bedeutsamkeit für ein wirkungsvolles unternehmensinternes Qualitätsmanagement, wenn die jeweiligen Informationen hinreichend für die Ausgestaltung der Dienstleistungsprozesse genutzt werden. Um die Beschwerdeinformationen zweckdienlich und zielgerecht fortwährend zu analysieren, ist die Initiierung einer entsprechenden Projektgruppe – beispielsweise in Form eines Qualitätszirkels – ein geeignetes Instrument. In Anbetracht des in der gegenwärtigen Zeit zunehmenden technischen Fortschritts bietet sich die Einführung von Meinungsforen mittels Internet oder Intranet zur effektiven Nutzung des Verbesserungspotenzials von Beschwerden an. Derartige Foren eigenen sich ebenfalls für die Einführung eines Wissensmanagementsystems. Vorteil-

---

[14] Vgl. Vergnaud, M.: (Beschwerdemanagement), S. 20
[15] Vgl. Stauss, B.; Seidel, W.: (Beschwerdemanagement), S. 113 ff.

haft daran ist, dass eine stetige Nutzung der Beschwerdeinformationen gewährleistet ist und dass der Wissensstand der Patienten über das Krankenhaus deutlich wird. Bei erkennbaren Wissensdefiziten ist es möglich, durch gezielte Bereitstellung von Informationen gegenzusteuern.[16] In Anlage 3 ist der Kreislauf des Kundenwissensmanagements in zusammenfassender Form veranschaulicht.

Angesichts des Wettbewerbs im Gesundheitswesen ist eine zweckmäßige Beschwerdeinformationsnutzung von besonders hoher Relevanz, da zwischen dem Informationsstand der Patientinnen und Patienten und deren Entscheidung für oder gegen die Einweisung in ein Krankenhaus ein kausaler Zusammenhang besteht.

## 2.2 Ziele des Beschwerdemanagements

Die grundlegenden Ziele des Beschwerdemanagements bestehen in der weitgehendsten Abwendung der aus Kundenunzufriedenheit resultierenden negativen Folgen auf die medizinische Institution, indem auf wirksame Weise die Zufriedenheit von Kunden und Patienten schnellstmöglich wiedergewonnen wird. Ferner gilt es, die in den Kritiken enthaltenen Hinweise auf Schwächen bei der Dienstleistungserbringung durch gezielte Eingliederung in den Organisationsablauf bei der zukünftigen Ausgestaltung der Prozesse umzusetzen und gleichermaßen die enthaltenen Chancen sowohl zu identifizieren als auch effektiv zu nutzen.[17]

Zu diesem Zweck ist es erforderlich, dass jede Einrichtung spezifische zweckmäßige Grundsätze entwickelt und implementiert. Dadurch wird eine planmäßige Erfassung, Untersuchung und Bearbeitung der entsprechenden Daten ermöglicht. Dabei ist es in Hinblick auf die verstärkte Knappheit ökonomischer Ressourcen erforderlich, dass die Instrumente des Beschwerdemanagements gleichermaßen elementar sowie hinreichend wirkungsvoll sind und dass sie darüber hinaus in geeigneter Weise miteinander verknüpft werden.[18]

Die vorrangigen Ziele des Beschwerdemanagements unter Berücksichtigung der Gesichtspunkte Kundenzufriedenheit, Qualität, Kosten und Zeit sind in Anlage 4 visualisiert.

Im Gesundheitswesen geht es in Anbetracht des zunehmenden Wettbewerbs vordergründig darum, die Wettbewerbsfähigkeit anhaltend zu gewährleisten und gegebenenfalls sogar zu

---

[16] Vgl. Stauss, B.; Seidel, W.: (Beschwerdemanagement), S. 676 / 677
[17] ebenda, S. 671
[18] Vergnaud, M.: (Beschwerdemanagement), S. 3

erhöhen. Aus dem bereits erläuterten Hauptziel des Beschwerdemanagements, negative Auswirkungen von Patientenunzufriedenheit zu minimieren und vor allem die in den Kritiken oder Beschwerden enthaltenen Hinweise auf Verbesserungspotenzial für die Dienstleistungserbringung und Ablaufoptimierung konstruktiv zu nutzen, resultieren die nachfolgend erläuterten Teilziele.[19] Diese sind von Relevanz für Kundenbeziehungen, Qualität und Produktivität und lassen sich folglich sowohl dem Qualitätsmanagement als auch dem Kundenbeziehungsmanagement (englisch: „Customer Relationship Management – CRM") zuordnen.

Ein vorrangiges Teilziel des Beschwerdemanagements als Kernelement des Kundenbindungsmanagements ist zunächst die Stabilisierung gefährdeter Patientenbeziehungen sowie die Vermeidung einer Abwanderung von Patientinnen und Patienten zur Konkurrenz. Dazu bedarf es der Herstellung einer höheren Kundenzufriedenheit mit Hilfe einer schnellen, unbürokratischen und somit effektiven Bearbeitung eingehender Beschwerden. Ein anderes, für Einrichtungen des Gesundheitswesens sehr bedeutendes, Ziel ist die Förderung einer patientenorientierten Unternehmensphilosophie, weil dadurch den Patienten ein verstärktes Sicherheitsgefühl vermittelt wird, was maßgeblich zu einer größeren Zufriedenheit beiträgt. Diese verstärkte Kundenorientierung vermittelt auch den Mitarbeiterinnen und Mitarbeitern die Relevanz ihres patientenorientierten Verhaltens.

Da das Beschwerdemanagement neben einem Instrument der Patientenorientierung und Kundenbindung ebenso ein Mittel zur Qualitätsverbesserung darstellt, kommt dessen qualitätsmanagementbezogenen Zielen eine hohe Bedeutung zu. Weil die in den Beschwerden enthaltenen Informationen wertvolle Ansätze zur Optimierung der Dienstleistungserbringung liefern, sind Kritiken somit auch ein Indikator für die Einhaltung vorgegebener Qualitätsstandards sowie ein Steuerungsinstrument der Qualitätssicherung und geben gleichermaßen Aufschluss über individuelle Bedürfnisse der Patientinnen und Patienten. Werden diese entsprechend berücksichtigt, resultiert daraus eine langfristige Erhöhung der Zufriedenheit. Aufgrund der subjektiv unterschiedlichen Ansprüche führt die Beachtung aller berechtigten Interessen auf lange Sicht zu einer qualitativ hochwertigen Leistungserbringung.[20] Da Beschwerden nicht nur auf Mängel der Dienstleistungserbringung hinweisen, sondern auch verborgene Potenziale hinsichtlich der Prozessoptimierung verdeutlichen, trägt professionelles Beschwerdemanagement langfristig zur Vermeidung von Fehlerkosten bei, da interne Abläufe folglich effektiver strukturiert sowie Doppel- oder Falscharbeiten vermieden werden.

---

[19] Vgl. Stauss, B.; Seidel, W.: (Beschwerdemanagement), S. 79-81
[20] Vgl. Vergnaud, M.: (Beschwerdemanagement), S. 35

Somit führt das Beschwerdemanagement maßgeblich zu einer Steigerung der Wirtschaftlichkeit eines Dienstleistungsunternehmens. Eine effiziente und qualitativ einwandfreie Aufgabenerfüllung zur Erreichung voran genannter Ziele ist somit von besonderer Bedeutsamkeit für hohe Leistungsfähigkeit einer Institution.

Die Gewichtung der Beschwerdemanagement-Ziele ist für jedes Unternehmen individuell anhand einer strategischen Ist-Analyse sowie unter Einbeziehung der entsprechenden Unternehmensphilosophie vorzunehmen.

## 2.3 Nachhaltige Kundenzufriedenheit durch kontinuierliche Qualitätsverbesserung als primäres Ziel des Beschwerdemanagements

Grundsätzlich bedarf es im Beschwerdemanagement zur Zielerreichung der Systematik, dass zunächst die Beschwerdezufriedenheit wiederhergestellt wird, indem das Problem des Patienten schnellstmöglich und unbürokratisch gelöst wird. Somit bestätigt das Unternehmen gleichzeitig, dass das in einer Kritik enthaltene Angebot der weiterhin bestehen bleibenden zukünftigen „Kooperation" angenommen wird.[21] Danach gilt es, die Kundenzufriedenheit zu erhöhen, indem die anhand der Beschwerde verdeutlichten Verbesserungspotenziale ergänzend zu den Ergebnissen der Patientenzufriedenheitsbefragungen in die Ablauforganisation integriert werden. Folglich stellt die Ermittlung der Kundenzufriedenheit den Ausgangspunkt für Verbesserungsmaßnahmen und für die Ausgestaltung der Dienstleistungsprozesse unter Berücksichtigung der Bedürfnisse und vor allem der Erwartungen von Kunden dar. So wird neben nachhaltiger Zufriedenheit auch die Kundenbindung gefördert und gleichermaßen eine kontinuierliche Qualitätsverbesserung und intensive Qualitätssicherung gewährleistet.[22]

## 2.4 Nutzen des Beschwerdemanagements für Unternehmensleitung, Mitarbeiter, Patienten und Image eines Krankenhauses

Ein professionelles Beschwerdemanagementsystem wird im Ergebnis für alle Bereiche im Unternehmen von hohem Nutzen sein, denn von zufriedenen und treuen Kunden profitieren folglich alle am Unternehmensprozess Beteiligten ebenso wie von einer kontinuierlichen und nachhaltigen Prozess- und Qualitätsoptimierung. Die Implementierung eines umfassenden Beschwerdemanagements in die Unternehmenskonzeption ist grundlegend förderlich – sowohl für das Personal aller Bereiche und aller Hierarchieebenen als auch für Patienten und

---

[21] Vgl. Vergnaud, M.: (Beschwerdemanagement), S. 21
[22] Vgl. Kersting, Th.; Sobhani, B.: (Einsicht) S. 168 / 169

Kooperationspartner eines Krankenhauses. Anlage 5 verdeutlicht, für welche unternehmensinternen Zielgruppen das Beschwerdemanagement besonders von Relevanz ist. Um eine wirtschaftliche Zukunftssicherung zu gewährleisten, erfordert dies allerdings von allen Seiten eine positive Grundhaltung und eine aufgeschlossene Einstellung gegenüber Beschwerden sowie einen konstruktiven Umgang mit Beschwerdesituationen, um seitens des Unternehmens Flexibilität zu demonstrieren.

Insofern ist die Unternehmenskultur im Beschwerdemanagement von wesentlicher Bedeutung, weil sie gleichermaßen eine signifikante Determinante des Qualitätsbegriffes im Unternehmen darstellt und ebenso den Rahmen zur Erfüllung sämtlicher innerhalb des Unternehmensprozesses zu verrichtenden Tätigkeiten bildet.[23]

Grundsätzlich sind bei der Erfüllung der mit dem Beschwerdemanagement in Verbindung stehenden Aufgaben die Nachhaltigkeit sowie die Effektivität und Effizienz nur gewährleistet, wenn unternehmensintern eine entsprechend ordnungsmäßige Ausgestaltung der für einen reibungslosen Ablauf des Beschwerdemanagementsystems erforderlichen Rahmenbedingungen gegeben ist. Hierzu zählen beispielsweise informationstechnische Aspekte ebenso, wie aufbau- und ablauforganisatorische sowie personalpolitische Gesichtspunkte.[24]

Mit Hilfe des Beschwerdemanagements steht dem Management eines Krankenhauses ein Steuerungsinstrument zur Verfügung, womit einerseits die Zufriedenheit verbessert werden kann und es zum anderen möglich ist, auf die Wünsche der Kundinnen und Kunden einzugehen. Durch das Beschwerdemanagement erhält die Unternehmensleitung sowohl Informationen hinsichtlich der Qualität der Leistungserbringung als auch über die Kundenzufriedenheit und das Optimierungspotenzial bei dienstleistungsbezogenen Prozessabläufen.

Die durch das Beschwerdemanagement kontinuierlich gewonnenen Erkenntnisse müssen allen Unternehmensbereichen zur Verfügung gestellt werden, um zu gewährleisten, dass die Mitarbeiterinnen und Mitarbeiter umfassend darüber informiert sind, wo gegenwärtig Problemfelder liegen und wo zukünftig die Gefahr eventueller Defizite bestehen könnte, um gegebenenfalls frühzeitig Gegenmaßnahmen ergreifen zu können. Zur ganzheitlichen Betrachtung der Organisationsabläufe im Unternehmen ist eine konstruktive interdisziplinäre Zusammenarbeit im Sinnes eines effektiven Schnittstellenmanagements von maßgeblicher Relevanz.

---

[23] Vgl. Vergnaud, M.: (Beschwerdemanagement), S. 28 ff.
[24] ebenda, S. 41 ff.

Mit Beschwerden und Verbesserungsvorschlägen erhält ein Krankenhaus wertvolle Hinweise, wo Defizite bei der unternehmensinternen Ablauforganisation liegen. Auf diesen Kunden- und Patientendialog ist ein Dienstleistungsunternehmen des Gesundheitswesens – vor allem in Anbetracht des zunehmenden Wettbewerbs und der damit verbundenen steigenden Bedeutsamkeit von Maßnahmen hinsichtlich Kundenorientierung und Kundenbindung – zwingend angewiesen. Demzufolge werden durch aktive Beteiligung am Beschwerdemanagement sowohl die Patienten und Geschäftspartner als auch das Krankenhaus einen bemerkenswerten Nutzen in Form deutlicher Steigerungen der Prozess- und Ergebnisqualität verzeichnen können.

Ein ausgereiftes Beschwerdemanagementsystem ist für ein Krankenhaus – ebenso wie für jedes andere Dienstleistungsunternehmen – von großer Bedeutsamkeit, um sich von den Konkurrenten in positiver Form zu differenzieren. Die durch ein professionelles Beschwerdemanagementsystem implizierte kontinuierliche Verbesserung der Qualität bewirkt eine für den potenziellen Patienten vergrößerte Attraktivität der Einrichtung, da die Kundenorientierung sowie die Maßnahmen der Kundenbindung dessen Vertrauen gegenüber des Krankenhauses erhöhen. Die Herstellung von Beschwerdezufriedenheit hat neben einer stärkeren Bindungswirkung zwischen Kunden und Unternehmen gleichermaßen eine langfristig verminderte Kundenabwanderung zur Folge.

Grundlegend lassen sich durch professionelles Beschwerdemanagement positive Entwicklungen in Bezug auf Kundenorientierung und Kundenbindung, Struktur- und Prozessverbesserung sowie Mitarbeitermotivation verzeichnen. Diese Gesichtspunkte bestimmen nicht nur maßgebend das Image eines Unternehmens, sondern sie fließen gleichermaßen in einer Art Kreislaufsystem ineinander über, da sie wechselseitig miteinander in Verbindung stehen und Probleme in einem Punkt entsprechende andere Missstände hervorrufen. Folglich ist effektives Beschwerdemanagement ein essentielles Instrument zur dauerhaften Optimierung und somit ein geeignetes Hilfsmittel zur Imageverbesserung eines Dienstleistungsunternehmens.

## 2.5 Aufgaben im Beschwerdemanagement

Die Realisierung des Beschwerdemanagements ist nicht nur eine rein zweckmäßige Aufgabe eines Dienstleistungsunternehmens, sondern stellt vielmehr außerordentlich hohe Anforderungen an das Management, da das Beschwerdemanagement mit seiner beachtlichen Relevanz hinsichtlich langfristiger und dauerhafter Profilierung gegenüber der Konkurrenz allen Mitarbeiterinnen und Mitarbeitern sämtlicher Fachbereiche des Unternehmens durch zielgerechte Maßnahmen verdeutlicht werden muss. Gleichermaßen muss die Unternehmensführung in Form kontinuierlicher Überwachungs- und Steuerungsmaßnahmen für anhaltende Effektivität und Effizienz des innerbetrieblichen Beschwerdemanagementsystems verantwortlich zeichnen.[25]

Die grundsätzlichen Aufgaben im Beschwerdemanagement sind dem direkten sowie dem indirekten Beschwerdemanagementprozess zuzuordnen. Dabei gehören die Teilaufgaben Beschwerdestimulierung, -annahme, -bearbeitung und -reaktion dem direkten Prozess und die Aufgabenbereiche Beschwerdeauswertung, -controlling, -reporting und -informationsnutzung dem indirekten Beschwerdemanagementprozess an.[26]

Außerdem ist eine strategische Planung im Beschwerdemanagement unerlässlich. Das heißt, dass es nur möglich ist, die Steuerungsfunktion des Fachbereichs Beschwerdemanagement innerbetrieblich effektiv zu nutzen, wenn die Erzeugung sowie langfristige Erhaltung der Erfolgspotenziale des Unternehmens zielgerecht mit Hilfe der strategischen Planungsinstrumente vorbereitet werden. Insgesamt beinhaltet dieser diplomatische Planungsprozess eine Ist-Analyse des gegenwärtigen Beschwerdemanagementsystems, das Herausfinden von Verbesserungspotenzialen der gegenwärtigen Ausgestaltung einschließlich einer Bewertung der einzelnen verbesserungsfähigen Gesichtspunkte sowie eine Auswahl der für das Unternehmen am nützlichsten erscheinenden potenziellen Beschwerdemanagementstrategie.[27] Eine derartige Soll-Ist-Analyse sollte regelmäßig durchgeführt werden, um die essentiellsten Ansprüche unter Analyse der einzelnen Bereiche zu ermitteln und kontinuierlich optimierend auf das bestehende System einwirken zu können sowie dessen Zweckmäßigkeit für das gesamte Unternehmen zu gewährleisten. Anlage 6 veranschaulicht in vereinfachter Form die aus dem direkten bzw. indirekten Beschwerdemanagementprozesses resultierenden Aufgaben.

**2.5.1 Gezielte Beschwerdestimulierung durch Sensibilisierung des Personals sowie der Patienten und Kunden**

---

[25] Vgl. Stauss, B.; Seidel, W.: (Beschwerdemanagement), S. 669
[26] ebenda, S. 82 ff.
[27] ebenda, S. 671 f.

Eine Beschwerde bewirkt grundsätzlich einen emotionalen Effekt, da sie mit Kritik verbunden ist und Kritiken nicht selten als etwas Negatives empfunden werden. Hierin liegt wohl auch die Ursache dafür begründet, dass dem Beschwerdemanagement mitunter ein etwas negatives Image zugeschrieben wird und es teilweise Assoziationen in Bezug auf zusätzliche Arbeit oder Belastung hervorruft. Einige Zeit wurden die Bedeutung und der Wert von Kritiken und Beschwerden daher unterschätzt. Der verstärkte Wettbewerb im Dienstleistungssektor – das Gesundheitswesen einbezogen – führten diesbezüglich in den letzten Jahren jedoch zu einer veränderten Einstellung, da jedes Unternehmen nunmehr vor der Herausforderung steht, sich gegenüber der Konkurrenz zu profilieren und hierfür die Zufriedenheit der Kunden gleichermaßen unabdingbar ist um langfristig erfolgreich zu sein, wie der kontinuierliche Verbesserungsprozess in allen Prozessabläufen.

Um Verbesserungspotenzial aufzuzeigen und entsprechende Gegenmaßnahmen einzuleiten, ist es somit unbedingt erforderlich, dass die Kunden ihre Meinung äußern. Dazu bedarf es einer umfassenden Sensibilisierung aller bei der Erbringung des Dienstleistungsprozesses Beteiligten, also sowohl der Patienten und Kunden als auch des Personals, dass Meinungsäußerungen und das Vorbringen von Kritiken nicht nur zwingend erforderlich, sondern sogar explizit erwünscht sind, denn dies ist die einzige Chance, um Missstände zu beseitigen. Durch diese zielgerichtete Beschwerdestimulierung der Kunden und des Personals wird beabsichtigt, die Anzahl der sich gegenüber der medizinischen Einrichtung kritisch äußernden Personen zu erhöhen. Die Bedeutung von Meinungsäußerungen muss sowohl den Patientinnen und Patienten als auch den Mitarbeiterinnen und Mitarbeitern durch aktive Kommunikation verdeutlicht werden. Für jeden wahrnehmbare Beschwerdewege – beispielsweise im gesamten Haus zentral angebrachte Beschwerdebriefkästen oder eine flächendeckende Bereitstellung von Formularen zur Erhebung der Zufriedenheit – stellen ein wichtiges Instrumentarium zur Beschwerdestimulierung dar. Einfache und unbürokratische Beschwerdewege sowie eine schnelle und professionelle Form der Beschwerdeabwicklung wirken sich ebenfalls beschwerdestimulierend aus. Sämtliche Maßnahmen hinsichtlich der Anregung von Beschwerden müssen jedoch, vor allem zu Beginn der Implementierung eines Beschwerdemanagements im Unternehmen, in angemessener Quantität verwendet werden, um einer eventuellen Überforderung aufgrund einer Flut von Meinungsäußerungen und demzufolge der Demotivation der mit dem Beschwerdemanagement beauftragten Mitarbeiter entgegenzuwirken.[28]

---

[28] Vgl. Stauss, B.; Seidel, W.: (Beschwerdemanagement), S. 672

Jedoch ist diese Befürchtung eines zu hohen Rücklaufes von Beschwerden und Fragebögen zur Ermittlung der Zufriedenheit in der Praxis zumeist unbegründet, da viele Patienten noch immer dazu neigen, sich aus Angst vor Benachteiligung in Form einer schlechteren Behandlung während ihres Krankenhausaufenthaltes nicht zu beschweren. Sie äußern stattdessen ihre Unzufriedenheit erst nach dem Klinikaufenthalt – nicht selten in Form negativer Mundpropaganda bei Freunden und Bekannten oder durch Abwendung vom Unternehmen in Form eines Wechsels zur Konkurrenz. Damit schaden sie dem Image einer medizinischen Einrichtung allerdings enorm, denn negative Äußerungen über ein Krankenhaus werden langfristig dazu führen, dass die Anzahl der zu den Wettbewerbern abwandernden Personen kontinuierlich zunimmt.

Das direkte Vorbringen von Kritik beim Personal ist hingegen das einzige wirksame Instrument, womit eine grundlegende Verbesserung bestehender Missstände erreicht werden kann. Insofern beeinflusst der Grad der Zufriedenheit von Patienten bezüglich der Qualität der erbrachten Dienstleistungsprozesse bzw. der Art und Weise der Abwicklung einer Beschwerde maßgeblich deren zukünftiges Verhalten gegenüber des Krankenhauses – sei es in Form positiver oder negativer Berichterstattung über die medizinische Einrichtung gegenüber den Mitmenschen oder in Form von Treue bzw. Abwanderung. Diese Sichtweise in Bezug auf Beschwerden müssen allen Patienten und Kunden sowie den Mitarbeiterinnen und Mitarbeitern gleichermaßen nahe gebracht werden, um sie gezielt zur Äußerung ihrer Meinung zu ermutigen. Es gilt daher nicht, Beschwerden aus Angst vor eventuellen Konsequenzen zu verheimlichen, sondern sie müssen systematisch angeregt und intensiviert werden.[29] Dabei ist es erforderlich, Kritiken nicht als Last, sondern vielmehr als wertvolle Hilfe und als einen nützlichen Beitrag zur Gestaltung der Leistungserbringung zu betrachten.

### 2.5.2 Beschwerdeannahme, -bearbeitung und -reaktion

Bei der Annahme von Beschwerden kommt der Organisation des Beschwerdeeingangs eine wesentliche Bedeutung zu.[30] Wichtig hierbei ist es, klare Strukturen bezüglich der Zuständigkeiten und Verantwortlichkeiten zu definieren. Außerdem besteht die Erfordernis einer entsprechenden Fach- und Sozialkompetenz der Mitarbeiterinnen und Mitarbeiter, welche bei der Entgegennahme von Beschwerden mit den Kunden und Patienten in Kontakt kommen. Von hoher Relevanz für die Gewährleistung von Effektivität und Effizienz des Beschwerdemanagementsystems ist es, die in der Beschwerde enthaltenen Angaben in Bezug auf die Unzufrie-

---

[29] Vgl. Franke, K.: (Beschwerdemanagement), S. 2 f.
[30] Vgl. Stauss, B.; Seidel, W.: (Beschwerdemanagement), S. 672 f.

denheit des Kunden zeitnah und auf möglichst unkompliziertem Weg zu bearbeiten oder weiterzuleiten.

Dabei bedarf es unbedingt einer Differenzierung zwischen Erst- und Folgebeschwerde.[31] Letztere ist stets ein Indikator dafür, dass die Unzufriedenheit, welche mit der ursprünglichen Beschwerde verdeutlicht wurde, nicht im Interesse des Kunden behoben wurde. Gründe dafür können beispielsweise eine unzureichende Transparenz des Beschwerdebearbeitungsprozesses und infolgedessen ein mangelhafter Informationsfluss gegenüber den Kunden sein, ebenso wie Unklarheiten hinsichtlich der Zuständigkeiten für die Bearbeitung, Schnittstellenprobleme oder ein zu langer Bearbeitungsprozess beziehungsweise eine unangemessene Problemlösung. Demzufolge startet der Beschwerdeführer erneut einen Versuch, dem Unternehmen sein Interesse der zukünftigen Kooperation zu verdeutlichen, indem er zum wiederholten Mal eindringlich versucht, auf einen bestehenden Missstand hinzuweisen. Dementsprechend zeichnet sich eine Folgebeschwerde durch verstärkten Unmut aus, welcher einerseits aus dem bestehenden Problem des Kunden resultiert und andererseits durch die Form der Bearbeitung der Erstbeschwerde hervorgerufen wird. Für den Beschwerdebearbeiter stellt diese Situation eine besondere Herausforderung dar, da nicht nur die Unzufriedenheit bezüglich der Erstbeschwerde minimiert werden muss, sondern gleichzeitig die negativen Erfahrungen des Beschwerdeführers mit der Beschwerdebearbeitung entkräftet werden müssen. Es handelt sich folglich um eine in besonderem Maße gefährdete Kundenbeziehung, da sich die Instabilität der Beziehung durch den destruktiven Umgang mit der primären Beschwerde deutlich verstärkt hat.

Hinsichtlich der Beschwerdeannahme bedarf es außerdem einer Kategorisierung der Beschwerdemotive.[32] Diesbezüglich ist eine elementare Differenzierbarkeit der Einteilungskriterien angebracht, weil dadurch die Auswertung der Beschwerden bedeutend vereinfacht wird. Zumeist werden in Hinblick auf Effektivität und Effizienz sowie zur Gewährleistung von Vollständigkeit und übersichtlicher Gestaltung der zu ermittelnden Informationen standardisierte Vordrucke zur Ermittlung der Patienten- und Kundenzufriedenheit verwendet. Mittlerweile etabliert sich vor allem in zahlreichen größeren Einrichtungen zunehmend das datenverarbeitungsgestützte Beschwerdemanagement. Mit Hilfe bestimmter Softwarelösungen kann zur Vereinfachung des Beschwerdeabwicklungsprozesses beigetragen werden. Eine weitere Möglichkeit der Durchführung von Analysen der Zufriedenheit von Kunden und Pati-

---

[31] Vgl. Vergnaud, M.: (Beschwerdemanagement), S. 9 ff.
[32] Vgl. Stauss, B.; Seidel, W.: (Beschwerdemanagement), S. 141 und 672

enten stellt das Internet dar, währenddessen sich das innerbetriebliche Intranet insbesondere für die Ermittlung der Mitarbeiterzufriedenheit anbietet.

Bei der Bearbeitung von Beschwerden erweisen sich zahlreiche Erfahrungen aus dem Prozessmanagement als durchaus hilfreich, da auch die Abwicklung von Beschwerdefällen einen Prozess darstellt. Zu den wesentlichen Charakteristika von Prozessen zählt, dass es sich um schlüssige sowie nacheinander ablaufende und vor allem aufeinander abgestimmte Tätigkeiten handelt und sowohl deren investierte Leistung – folglich der Input – als auch deren Ausgangsleistung – der zugehörige Output – qualitativ und quantitativ erfassbar sind. Zum Input gehören im Beschwerdemanagement die eingehenden Beschwerden sowie deren Informationsgehalt bezüglich der Probleme und der Unzufriedenheiten von Patienten und Kunden. Der Output des Beschwerdemanagements lässt sich differenzieren in patientenorientierten und unternehmensorientierten Output, wobei der kunden- und patientenorientierte Output durch die Klärung des Sachverhaltes bzw. eine Entschädigung des Kunden oder die Wiederherstellung der Kundenzufriedenheit gekennzeichnet ist. Der Output für das Dienstleistungsunternehmen besteht in erster Linie aus der systematischen Verwendung des durch die Beschwerden verdeutlichten Verbesserungspotenzials zur kontinuierlichen Optimierung der Ausgestaltung von Dienstleistungsprozessen. Der aus dem Beschwerdemanagement resultierende Wertschöpfungsprozess ist in Anlage 7 dargestellt. Demzufolge bedarf es neben der expliziten Festlegung der Bearbeitungsprozesse sowohl einem effektiven Schnittstellenmanagement als gleichermaßen klarer Abgrenzungen der einzelnen Prozesse.[33] Auf Grundlage dessen erfolgt eine Analyse von Effektivität und Effizienz des Beschwerdebearbeitungsprozesses.

Hinsichtlich Zuständigkeit und Verantwortlichkeit sollte ebenfalls eine prozessorientierte Regelung getroffen werden, indem es einen Verantwortlichen für den Gesamtprozess des Beschwerdemanagements gibt, sowie einen Beauftragen für Einzelfälle und einen Zuständigen für Einzelaufgaben. Zur Gewährleistung einer zügigen und professionellen Beschwerdebearbeitung ist die Festlegung zeitlicher Vorgaben in Bezug auf die Bearbeitungsdauer unbedingt erforderlich, da effektives „Terminmanagement" im aktiven Beschwerdemanagement hinsichtlich der Wiederherstellung der Kundenzufriedenheit oberste Priorität haben muss, um die Glaubwürdigkeit des Unternehmens nicht in Frage zu stellen. Nur durch zeitnahe Beschwerdeabwicklung fühlen sich Patienten mit ihrem Anliegen ernst genommen. Kann eine Beschwerde nicht sofort gelöst werden, ist ein Zwischenbescheid an den Beschwerdeführer angebracht, um zu signalisieren, dass eine Klärung des Sachverhaltes so schnell wie möglich

---

[33] Vgl. Stauss, B.; Seidel, W.: (Beschwerdemanagement), S. 181 und S. 673

erfolgen wird. Für eine konstruktive und unkomplizierte Zusammenarbeit aller mit der Beschwerdebearbeitung beauftragten Stellen ist eine professionelle innerbetriebliche Kommunikation zwingend erforderlich, um eine termingerechte Beschwerdeabwicklung zu gewährleisten. Alle Mitarbeiterinnen und Mitarbeiter müssen auf die erforderlichen relevanten Informationen zurückgreifen können und die Kommunikationswege müssen klar strukturiert und eindeutig festgelegt werden. Da Beschwerden in den meisten Fällen nicht augenblicklich nach deren Eingang gelöst werden können, ist es wichtig, dass das Unternehmen die Kunden nicht zu lange unbenachrichtigt und ohne jegliche Reaktion in Bezug auf deren Kritik auf die entsprechende Problemlösung warten lässt. Vielmehr ist es unbedingt erforderlich, dass in der Zwischenzeit bis zur Klärung des Sachverhaltes aktiv mit dem Beschwerdeführer kommuniziert wird, um zu verdeutlichen, dass er nicht in Vergessenheit gerät und dass daran gearbeitet wird, dessen Anliegen so schnell und vor allem so zweckdienlich wie möglich zu klären. Diesbezüglich ist es angebracht, Kunden bzw. Patienten im Rahmen unternehmensintern festgelegter zeitlicher Handlungsrichtlinien kontinuierlich über den Verlauf der Beschwerdebearbeitung zu informieren. Dies kann beispielsweise in Form von schriftlicher oder telefonischer Bestätigung des Beschwerdeeingangs erfolgen sowie durch einen oder gegebenenfalls auch durch mehrere Zwischenbescheide. Im Ergebnis bedarf es als endgültiges Resultat der Beschwerdebearbeitung einer abschließenden Antwort. Diese zwischenzeitliche Kommunikation sollte in Hinblick auf Service und Kundenorientierung stets von Seite des Unternehmens initiiert werden und nicht erst nach Veranlassung seitens des Kunden. Zwar ist der Prozess der Beschwerdeabwicklung von Relevanz für die Zufriedenheit des Beschwerdeführers, jedoch ist für den Kunden vorrangig das Ergebnis in Form einer Problemlösung von Interesse.[34)]

Bezüglich der Reaktion auf Beschwerden und den Umgang mit sich beschwerenden Patienten und Kunden – sei es per Telefon oder auf mündlichem bzw. schriftlichem Wege – bedarf es bezüglich der Gewährleistung einer kundenorientierten Lösung des Problems und einer sachlichen Beschwerdeabwicklung der Einhaltung bestimmter Verhaltensnormen sowie gegebenenfalls der Orientierung an seitens der Unternehmensleitung eindeutig definierten grundlegenden Leitlinien.
Bei der Beschwerdereaktion ist zu beachten, dass es mitunter bestimmter Verhaltensregeln für besondere beschwerdeführende Charaktere bedarf. Beispielsweise trifft dies für sich sehr häufig Beschwerende ebenso zu, wie für miesmachende Nörgler oder für die Reaktion auf Beschwerden, welche bösartige oder drohende und somit ungerechtfertigte Bemerkungen beinhalten, was die Befürchtung einer Eskalation fernab von jeglicher sachlicher Ebene hervor-

---

[34)] Vgl. Stauss, B.; Seidel, W.: (Beschwerdemanagement), S. 673/674

ruft. Bei dieser Art von Beschwerdeführern ist nur ein begrenztes Maß an Kundenorientierung angebracht, denn Beschwerdemanager vertreten und repräsentieren gleichzeitig das Unternehmen und brauchen daher nur bei berechtigter und fairer Kritik ihr Verständnis für die Sichtweise des Beschwerdeführers zu verdeutlichen und sich demzufolge nicht bedingungslos auf die Seite des Kunden zu schlagen.[35]

### 2.5.3 Beschwerdeauswertung, -controlling, -dokumentation und Beschwerdereporting

Eine kontinuierliche und sorgfältige Auswertung sämtlicher eingehender Beschwerden ist von hoher Signifikanz hinsichtlich einer effektiven Nutzung der in den kritischen Äußerungen von Patienten und Kunden enthaltenen Informationen zur künftigen Ausgestaltung der Dienstleistungsprozesse und Strukturierung der innerbetrieblichen Ablauforganisation. Jegliche Arten aussagekräftiger Meinungsäußerungen stellen für das Unternehmen zumeist wichtige Hinweise von hoher Zweckdienlichkeit und Relevanz hinsichtlich einer kundenorientierten Ausrichtung der Unternehmenskultur und der damit in Verbindung stehenden Sicherstellung bzw. Steigerung der Wettbewerbsfähigkeit dar. Neben einer quantitativen Beschwerdeauswertung, mit deren Hilfe die Beschwerdehäufung für jeden einzelnen Fachbereich ermittelt werden kann, erfolgt eine qualitative Analyse der Beschwerden, welche eine grundlegende Untersuchung der Beschwerdeursache für jeden einzelnen Beschwerdefall beinhaltet.

Das Controlling des Beschwerdemanagementsystems beinhaltet neben der Kontrolle und Untersuchung des bestehenden Systems zugleich eine Analyse der Auswirkungen auf den Unternehmenserfolg. Eine Visualisierung der in einer strategischen Ist-Analyse schwerpunktmäßig zu untersuchenden Aspekte enthält Anlage 8. Des Weiteren dient das Beschwerdemanagementcontrolling der Ermittlung von Effektivität und Effizienz des Beschwerdemanagements hinsichtlich Fehlervermeidung bzw. -minimierung sowie der Erhebung der Zufriedenheit von Patienten und Kunden. Das Beschwerdemanagementcontrolling besteht schwerpunktmäßig aus drei Sachgebieten, welche nachfolgend näher erläutert werden sollen.[36]

Es umfasst zunächst das „Evidenz-Controlling", mit dessen Hilfe beurteilt wird, inwiefern das Beschwerdemanagementsystem dahingehend zweckmäßig ist, den Anteil unzufriedener Kunden aussagekräftig darzulegen. Dies beinhaltet einerseits das Aufzeigen von Beschwerden, welche trotz bestehender Unzufriedenheiten nicht geäußert werden, sowie andererseits eine quantitative Erhebung der zwar geäußerten, jedoch nicht im Unternehmen erfassten Be-

---

[35] Vgl. Stauss, B,; Seidel, W.: (Beschwerdemanagement), S. 217-237
[36] ebenda, S. 307 ff. und 675 f.

schwerden. Das „Evidenz-Controlling" liefert somit Klarheit über den gegenwärtig verborgenen Anteil unzufriedener Kunden, welchen es unbedingt zu erschließen gilt, um den langfristigen Erfolg und die nachhaltige Konkurrenzfähigkeit einer medizinischen Einrichtung auf dem stark umkämpften Markt des Gesundheitswesens zu gewährleisten.

Der Schwerpunkt des „Aufgaben-Controllings" liegt darin, die Kennzahlen und Richtlinien für alle mit dem Beschwerdemanagement in Zusammenhang stehenden Aufgaben festzulegen, einschließlich der Gewährleistung einer regelmäßigen Kontrolle. Das „Aufgaben-Controlling" lässt sich wiederum unterteilen in „objektives" und „subjektives" Controlling. Beim „objektiven Aufgaben-Controlling" wird anhand wesentlicher Qualitätsstandards die Einhaltung vorgegebener Richtlinien in Bezug auf die Erbringung der Dienstleistungen überprüft. Beim „subjektiven Aufgaben-Controlling" wird hingegen die Beschwerdezufriedenheit, also die Patienten- und Kundenzufriedenheit in Bezug auf den Abwicklungsprozess einer Beschwerde, untersucht und hinreichend dokumentiert.

Beim „Kosten-Nutzen-Controlling" wird die Effektivität und Effizienz des Beschwerdemanagementsystems sowie dessen Anteil am Unternehmenserfolg analysiert. Während das „Kosten-Controlling" alle bedeutsamen anfallenden Kosten aufzeichnet, zeitlich eingrenzt und kontinuierlich überwacht, wird im „Nutzen-Controlling" die Bedeutsamkeit und Zweckmäßigkeit des Beschwerdemanagementsystems hinsichtlich Kundenkommunikation sowie Kundeninformation und Kundentreue ebenso wie die Einstellung von Patienten gegenüber der medizinischen Einrichtung überprüft. Die Wirtschaftlichkeit des Beschwerdemanagementsystems wird durch den Vergleich der anfallenden Kosten mit dem wertmäßigen Nutzen ermittelt.

Die Steuerung des Fachbereiches Beschwerdemanagement erfolgt unter Betrachtung des unternehmerischen Gesamtzieles und der entsprechenden wirtschaftlich relevanten Teilziele. Auf dieser Grundlage gilt es, seitens der Unternehmensleitung sowie des Bereiches Controlling kontinuierlich Instrumente zur operativen und strategischen Lenkung zu entwickeln, um eine anhaltende Effektivität und Effizienz des Beschwerdemanagementsystems zu gewährleisten. Weiterhin erweisen sich diesbezüglich regelmäßig durchgeführte Audits als gleichermaßen effektiv. Im Rahmen dieser Überprüfungen werden vornehmlich die strategischen Aspekte unter ökonomischen Kriterien analysiert, ebenso wie die ablauforganisatorische Ausgestaltung der mit dem Beschwerdemanagement in Zusammenhang stehenden Prozesse sowie die Verfahrensabläufe oder die Rahmenfaktoren des Beschwerdemanagementsystems.

Eine gewissenhafte und lückenlose Dokumentation ist im Beschwerdemanagement unerlässlich, um die notwendige Transparenz und Übersichtlichkeit der jeweiligen initiierten sowie der bereits durchgeführten Maßnahmen hinsichtlich der Beschwerdebearbeitung zu gewährleisten. Hierbei erweist sich der Grundsatz als hilfreich, so viel und umfassend wie nötig zu dokumentieren, dabei aber so wenig Bürokratie wie möglich entstehen zu lassen.

Das Beschwerdereporting beinhaltet die zielgruppengerechte Aufbereitung der aus den Beschwerden hervorgehenden relevanten Informationen.[37] Hierbei kommt der aktiven Berichterstattung gegenüber den entsprechenden Zielgruppen über wesentliche Ergebnisse von Beschwerdeauswertung und Controlling des Beschwerdemanagements eine maßgebliche Bedeutsamkeit zu. Der Informationsfluss erfolgt hier also nach dem sogenannten „Push-Prinzip".[38] Dabei ist es wichtig, nicht zu viele unwesentliche Informationen weiterzugeben, um zu verhindern, dass der Empfänger seine Zeit damit verschwendet, willkürlich bestimmte Fakten herauszufiltern und die relevanten Tatsachen gar nicht zur Kenntnis nimmt. Des Weiteren zählt zum Aufgabenbereich der Berichterstattung, dass autorisierte unternehmensinterne Personen zum Zwecke eigenständiger Untersuchungen jederzeit einen direkten Zugang zu den relevanten beschwerdebezogenen Daten haben. Demzufolge erfolgt in diesem Fall die Bereitstellung der Informationen nach dem „Pull-Prinzip".[39] Im Gegensatz zum „Push-Prinzip" bietet es sich hier an, so viele Angaben wie möglich zu übermitteln, da im Voraus nur schwer planbar ist, welche Daten letztendlich benötigt werden. In jedem Fall muss gewährleistet sein, dass derjenige, der die Informationen nachfragt, zeitnah und ohne großen Aufwand darauf zurückgreifen kann. Demzufolge ist eine kontinuierliche Datenpflege unerlässlich. Um zu gewährleisten, dass das Beschwerdemanagement innerbetrieblich von allen akzeptiert wird, muss die Qualität sämtlicher Daten und Informationen dieses Fachbereiches den entsprechenden unternehmensinternen Anforderungen entsprechen.

## 2.6 Argumentativer Umgang mit Beschwerden und moderne empfängerorientierte Korrespondenz im Beschwerdemanagement

Ein konstruktiver Umgang mit Beschwerden ist gleichermaßen eine Herausforderung für das Management eines Unternehmens sowie für die mit einer Beschwerde konfrontierten Mitarbeiterinnen und Mitarbeiter. Durch die erhöhte Anspruchshaltung der Patientinnen und Pati-

---

[37] Vgl. Stauss, B.; Seidel, W.: (Beschwerdemanagement), S. 431 ff. und 676
[38] Vgl. Nöllke, M.: (Management), S. 82 ff.
[39] ebenda, S. 85 f.

enten in Zeiten der Möglichkeit einer freien Krankenhauswahl und durch die erhöhten Anforderungen an die Einrichtungen des Gesundheitswesens, welche aus dem verstärkten Wettbewerb resultieren, nimmt die Relevanz eines professionellen Managements der Kunden- und Patientenmeinungen stetig zu. Diesbezüglich ist es bedeutsam, das Personal hinsichtlich der richtigen Umgangsweise mit Kritiken sachgerecht zu schulen. Dem ersten Zusammentreffen zwischen beschwerdeführender Person und dem mit der Beschwerde konfrontierten Mitarbeiter bzw. der Mitarbeiterin kommt eine sehr wichtige Funktion zu.[40] Tritt man seitens des Unternehmens dem Beschwerdeführer mit zu wenig Empathie oder gar mit Desinteresse gegenüber, wird sich dessen Unzufriedenheit von entscheidendem Maße verstärken. Des Weiteren wird der Verlauf dieses ersten Kontaktes die weitere Kommunikation in Bezug auf die Beschwerdeabwicklung auf bedeutsame Weise prägen. Demzufolge stellt der einwandfreie und konstruktive Umgang mit Kritiken eine besonders intensive Herausforderung für alle Mitarbeiterinnen und Mitarbeiter dar, welche auf mündlichem, schriftlichem oder telefonischem Wege mit Beschwerden konfrontiert werden.

Zunächst einmal ist es angebracht, einem Beschwerdeführer verständnisvoll zuzuhören und ihn während seiner Ausführungen möglichst nicht zu unterbrechen. Es ist förderlich, nach Vollendung der Darlegung der Beschwerde für eine Entspannung der Lage zu sorgen und gegebenenfalls wieder eine sachliche Gesprächssituation aufzubauen. Die wichtigsten Fakten zur Beschwerde sollten durch die Mitarbeiterinnen bzw. Mitarbeiter schriftlich festgehalten werden, um zu verhindern, dass bedeutende Informationen zum Sachverhalt verloren gehen. Gleichermaßen erweist es sich als zweckmäßig, relevante Daten für sich eventuell ergebende Rückfragen zu notieren. Erfolgt eine Beschwerde telefonisch zu einem für den Mitarbeiter bzw. die Mitarbeiterin ungünstigen Zeitpunkt oder ist der fachmännische Ansprechpartner nicht vor Ort, haben die meisten Kunden Verständnis dafür, wenn sie zeitnah zurückgerufen werden. Genauso zeigen die meisten Entgegenkommen für die grundsätzliche Tatsache, dass bei der täglichen Arbeit durchaus Fehler passieren können. Mit Unverständnis wird oftmals erst dann reagiert, wenn sich seitens des Personals niemand dafür zuständig fühlt und keinerlei Versuche unternommen werden, die Auswirkungen eines Fehlers zu minimieren oder ein geschildertes Problem zur Zufriedenheit des Kunden zu lösen. Insofern stellt vor allem die Beschwerde auf mündlichem Wege oder per Telefon für das Personal eine gute Gelegenheit dar, durch eine entsprechende förderliche Reaktion die Unzufriedenheit des Beschwerdeführers auf unmittelbarem Wege zu mildern oder gar abzubauen. Den Patienten oder Kunden mit seinem Anliegen abzuweisen, zu vertrösten oder ihm sogar die Schuld für die eingetretene

---

[40] Vgl. Stauss, B.; Seidel, W.: (Beschwerdemanagement), S. 141 ff.

Beschwerdesituation zuzuweisen, ist hingegen die falsche Methode, um dem Problem konstruktiv Abhilfe zu verschaffen. Da es vielen Menschen merklich schwer fällt, Beschwerden persönlich vorzubringen, ist seitens der Beschwerdebearbeiter ein besonders hohes Maß an sozialer Kompetenz erforderlich.[41] Insbesondere bedarf es viel Empathie gegenüber den Patienten. Gleichermaßen sind ein hohes Maß an Kommunikationsgeschick sowie Kooperationsbereitschaft und Kenntnisse im Konfliktmanagement erforderlich, so dass die Einführung eines Beschwerdemanagementsystems zumeist die Notwendigkeit einer regelmäßigen Mitarbeiterschulung bewirkt, um präventiv auf Folgebeschwerden einzuwirken, welche gegebenenfalls aus einer unprofessionellen Beschwerdeannahme resultieren könnten. Zur Vorbeugung eventueller Eskalationen, darf der Beschwerdebearbeiter die Kritik, mit welcher er konfrontiert wird, keinesfalls persönlich nehmen, da sich derartige defensive Reaktionen destruktiv auf das Beschwerdemanagement auswirken. Vielmehr bedarf es beim Umgang mit Beschwerden einer starken Professionalität, um bestehende Probleme effektiv lösen zu können.

Vorteilhaft bei persönlichen Beschwerden ist beispielsweise das geringere Auftreten von Fehlinformationen, da bei eventuellen Unklarheiten die Möglichkeit der sofortigen Nachfrage besteht. Weiterhin ergeben sich aus dem direkten Gespräch mit dem Beschwerdeführer in der Regel ein quantitativ höheres Maß an Informationen, welche zumeist präziser und vollständiger erfasst werden können als die aus einer schriftlichen Beschwerde hervorgehenden Angaben. Diesen Vorteilen stehen allerdings auch einige Nachteile gegenüber. Die direkte Kommunikation mit dem Beschwerdeführer erfordert vor allem in Bezug auf die Datenaufnahme einen hohen zeitlichen Aufwand. Außerdem beansprucht die entsprechende Schulung der Mitarbeiter genügend Zeit und hinreichende finanzielle Mittel.[42] Die Tatsache, dass die Kunden für ihr Anliegen einen direkten Ansprechpartner haben, kann sich gleichermaßen sowohl förderlich als auch abträglich auf die Situation auswirken, denn oftmals wird mit Befangenheit reagiert, wenn ein Anliegen offen zur Sprache kommt. Ist derjenige, der die Beschwerde annimmt in die Beschwerdesituation involviert, kann sich diese Wirkung unter Umständen sogar noch verstärken. Auch an dieser Stelle ist seitens des Personals Professionalität gefragt. Dem Beschwerdeführer darf keinesfalls das Gefühl vermittelt werden, aufgrund geäußerter Kritik Repressalien ausgesetzt zu werden. Indem man den Kunden genügend Möglichkeiten zur persönlichen Beschwerde bietet, ist es meist möglich, die Menge der brieflichen Beschwerden zu begrenzen.

---

[41] Vgl. Stauss, B.; Seidel, W.: (Beschwerdemanagement), S. 677
[42] Vgl. Vergnaud, M.: (Beschwerdemanagement), S. 15/16

Der schriftliche Weg zur Äußerung von Beschwerden in Form eines Briefes erfordert vom Beschwerdeführer viel Zeit.[43] Ist ein Kunde jedoch sehr verärgert oder erwägt er sogar rechtliche Maßnahmen gegen das Unternehmen, wird er diesen Aufwand hinnehmen und eine angemessene Reaktion auf sein Schreiben erwarten. Meistens ist auf einen Beschwerdebrief auch eine schriftliche Reaktion notwendig. Beim Formulieren einer Antwort ist unbedingt der passende Stil und der folgerichtige argumentative Aufbau zu wahren. Die Eingangsbestätigung sowie die Zwischenbescheide und das abschließende Antwortschreiben sind kundenbezogen – das heißt mit der angebrachten Empfängerorientierung – zu gestalten, um das entsprechende Verständnis für den Sachverhalt sowie deutliches Interesse am Fortbestehen der Kooperation zu verdeutlichen. Eine förderliche Beschwerdereaktion ist dann gegeben, wenn allen Beteiligten die entsprechende Interessensberücksichtigung zukommt. Qualitative Hochwertigkeit von Form und Inhalt sind bei der Korrespondenz im Beschwerdemanagement unabdingbar. Zwar sind bei der schriftlichen Form von Beschwerden die sozialen und kommunikativen Anforderungen an die Mitarbeiter geringfügiger, jedoch erfordert auch die briefliche Kommunikation ein hohes Maß an Einfühlungsvermögen in die Situation der Beschwerdeführer. Dieses Verständnis ist in angemessener Form schriftlich zu artikulieren, was von den Bearbeitern ebenso umfassende kommunikative Kenntnisse erfordert.

Wesentliche Vorteile der schriftlichen Beschwerdebearbeitung sind in der Regel ein geringerer Zeitaufwand und Fortbildungsbedarf für das Personal und vor allem die ausführliche schriftliche Dokumentation des Beschwerdeprozesses. Nachteilig wirkt sich mitunter aus, dass benötigte Erkundigungen nicht sofort beschafft werden können, was zeitweilig zu einer Verzögerung des Bearbeitungsprozesses führen kann. Durch den fehlenden persönlichen Kontakt zwischen Beschwerdeführer und Bearbeiter kann die Argumentation nicht zeitgleich, sondern nur versetzt erfolgen, was mitunter zu Missverständnissen und zu einer schwächeren persönlichen Bindung führt, wobei der Problematik der zeitlichen Versetztheit durch das datenverarbeitungsgestützte Beschwerdemanagement in gewissem Maße Abhilfe geschaffen wird.[44]

Generell verläuft die Abwicklung der Korrespondenz im Beschwerdemanagement in der Form, dass zunächst mit dem nötigen Einfühlungsvermögen herausgefunden werden muss, welche Interessen der Patient verfolgt und dass gleichermaßen dargelegt wird, welche Grundsätze das Unternehmen anstrebt. Um Missverständnissen entgegenzuwirken, ist es angemessen, dass der Beschwerdebeauftragte den geschilderten Sachverhalt kurz und präzise mit ei-

---

[43] Vgl. Vergnaud, M.: (Beschwerdemanagement), S. 15 f.
[44] ebenda, S. 17

genen Worten zusammenfasst, ohne unnötige Details zu wiederholen. Dabei ist es in jedem Fall erforderlich, die Sichtweise der Einrichtung darzustellen, da der Beschwerdebearbeiter sowohl Ansprechpartner für den Beschwerdeführer als auch gleichermaßen Repräsentant des Unternehmens ist.

Grundsätzlich ist es zweckmäßig, den Kunden sämtliche Praktiken zur Beschwerdeäußerung zu ermöglichen, welche so unkompliziert wie möglich strukturiert sein sollten. Um zu ermitteln, welche Beschwerdewege hauptsächlich favorisiert werden, bedarf es hinsichtlich eines effektiven und effizienten Umgangs mit den Ressourcen des Beschwerdemanagementsystems einer systematischen Dokumentation. Um sowohl auf mündlichem als auch schriftlichem Weg eine hohe Beteiligungsquote am Beschwerdemanagement zu erreichen und die Kunden entsprechend zu sensibilisieren, muss unbedingt verdeutlicht werden, dass Beschwerden jederzeit erwünscht sind.

## 2.7 Betrachtung der gegenwärtigen Gestaltung des Qualitäts- und Beschwerdemanagementsystems der Krankenhaus XY gGmbH

In der Krankenhaus XY gGmbH ist seit dem Jahr 2003 im Rahmen der Implementierung eines umfassenden Qualitätsmanagementsystems auf Grundlage nach DIN EN ISO 9001:2000 ein Beschwerdemanagementsystem in die Organisationsstruktur eingegliedert. Eine entsprechende grafische Darstellung zur Veranschaulichung der Grundzüge eines Qualitätsmanagement-Prozessmodells nach DIN EN ISO 9001:2000 ist in Anlage 9 ersichtlich.

Alle Patientinnen und Patienten erhalten auf diese Weise die Möglichkeit zur Äußerung von Lob, Anregungen und Kritiken. Auf Wunsch kann die Meinungsabgabe auch anonym erfolgen. Die den Patienten bei der Aufnahme ausgereichte Patienteninformationsbroschüre beinhaltet einen standardisierten Meinungsbogen. Zur Abgabe der ausgefüllten Fragebogen sind auf jeder Station sowie zentral im Foyer des Eingangsbereiches entsprechende Briefkästen angebracht, wo sich zusätzlich vereinheitlichte Formblätter mit vorwiegend offenen Fragen ohne vorgegebene Antwortmöglichkeiten befinden, welche ergänzend zu den Fragebögen ausgefüllt werden können. Den Patienten steht ebenfalls die Option offen, sich mit ihrem Anliegen direkt an das Stationspersonal oder die Beschwerdemanagementbeauftragte zu wenden.

Das Beschwerdemanagementsystem der Krankenhaus XY gGmbH ist in dualer Form organisiert. Das heißt, dass es neben der zentralen Beschwerdestelle, welche als Stabstelle der Geschäftsführung dem Fachbereich Qualitätsmanagement zugeordnet ist, ein dezentrales Beschwerdemanagement der einzelnen Stationen gibt. Folglich muss jeder Bereich selbst entscheiden, inwieweit eine Patientenbeschwerde autonom gelöst werden kann und in welchen Situationen es angebracht ist, die Beschwerdebeauftragte einzubeziehen. Wie in Anlage 10 verdeutlicht wird, werden in der zentralen Beschwerdestelle die ausgefüllten Formulare zur Erhebung der Patientenzufriedenheit mit Hilfe der elektronischen Datenverarbeitung entsprechend einer expliziten Kategorisierung erfasst und ausgewertet. Im halbjährlichen Turnus werden die Patientenbefragungen hinsichtlich Art und Menge der Beschwerden analysiert. Um eine Umsetzung der aus den Meinungsbogen hervorgehenden Verbesserungsvorschläge beziehungsweise eine Optimierung der in den Beschwerden kritisierten Aspekte zu gewährleisten, werden entsprechende Kopien dieser Erhebungsbogen an die betreffenden Bereiche ausgehändigt.

Eine fortwährende Weiterentwicklung des bestehenden Beschwerdemanagementsystems stellt ein wesentliches Ziel im Qualitätsmanagement der Krankenhaus XY gGmbH dar. Dadurch wird die Realisierung aller anderen Qualitätsziele ermöglicht.[45] Diese Zielsetzungen sind beispielsweise die stetige Verbesserung der mit dem Qualitätsmanagement in Verbindung stehenden Aufgaben, beispielsweise die Sicherstellung eines lückenlosen Dokumentationssystems, was durch eine kontinuierliche Prüfung sämtlicher Dokumentationen hinsichtlich deren Aktualität gewährleistet wird. Weiterhin erfolgt durch die andauernde Erhebung der Patientenzufriedenheit eine ständige Gewährleistung der Kundenorientierung. Primäres Ziel ist die qualitative Hochwertigkeit der Dienstleistungserbringung zur Sicherung und Steigerung der Kundenzufriedenheit und Wettbewerbsfähigkeit. Die Erbringung der Leistungen in höchster Qualität wird durch zweckmäßige Fort- und Weiterbildungen des Personals sichergestellt.

Die Durchführung sämtlicher mit der medizinischen Leistungserbringung in Verbindung stehenden Aufgaben erfolgt gemäß der Anforderungen des Qualitätsmanagementsystems unter Maßgabe der Kundenorientierung und Erfüllung der Patientenbedürfnisse unter entsprechender Analyse mittels systematischer Patientenbefragungen und Vergleichen mit anderen Einrichtungen. Zusätzlich zur Erhebung der Patientenzufriedenheit wird eine ähnliche Befragung in derselben Weise bei der Zielgruppe der Einweiser durchgeführt, um eine umfassende Beurteilung des Krankenhauses zu erhalten. Neben der Pflege der Kundenbeziehungen nimmt die Kundenkommunikation unter Einsatz verschiedener Kommunikationsmittel und -medien eine wichtige Bedeutung im Qualitäts- und Beschwerdemanagement der Krankenhaus XY gGmbH ein. Die Kundenkommunikation ist gleichermaßen förderlich für die Erhaltung der Kunden-

---

[45] Vgl. QMH der KRANKENHAUS XY gGmbH, Kapitel 2.0, S. 3

beziehungen und Stärkung der Kundenbindung und gewährleistet außerdem eine gewisse Transparenz der einrichtungsinternen aufbau- und ablauforganisatorischen Strukturen.[46)]

Aufgrund der Forderung des Gesetzgebers zur ständigen Verbesserung einer medizinischen Einrichtung, ist die qualitative Sicherung und Optimierung der Leistungserbringung ein maßgebliches Ziel der Krankenhaus XY gGmbH. Um zu gewährleisten, dass die medizinischen Leistungen auf Grundlage der aktuellsten Erkenntnisse der Wissenschaft erbracht werden, erfolgen diesbezüglich regelmäßige Prüfungen und Beobachtungen, welche aus Gründen der Nachweisbarkeit umfassend dokumentiert werden. Um die Effektivität des Qualitäts- und Beschwerdemanagementsystems zu gewährleisten und zu prüfen, ob das bestehende System den aktuellen Erfordernissen entspricht, finden regelmäßig interne und externe Audits statt. Die entsprechenden Resultate werden im Qualitätsbericht dokumentiert.[47)]

Um eine Übereinstimmung der Prozesse der Dienstleistungserbringung mit den patientenorientierten Zielformulierungen zu gewährleisten, erfolgt eine entsprechende Messung anhand festgelegter Kennzahlen, welche gleichermaßen die Basis zur Bewertung der Effizienz der Dienstleistungsprozesse bilden. Fehlerhafte Leistungen werden in Bezug auf nachfolgende Verbesserung und zukünftige Gewährleistung der Wirksamkeit mittels sachgemäßer Verfahrensanweisungen gelenkt.[48)]

Unter Beachtung der verstärkten Wettbewerbssituation existieren für die zukünftige Entwicklung der Krankenhaus XY gGmbH klare Zielvereinbarungen, welche unter Einbeziehung der bisherigen Lösungsansätze umgesetzt werden. Gemäß des Grundsatzes der kontinuierlichen Verbesserung wird beispielsweise eine regelmäßige Schwachstellenanalyse der Prozesse durchgeführt, um eine nachhaltige Patientenzufriedenheit zu gewährleisten. Weiterhin erfolgen kontinuierlich Audits, Kundenbefragungen und Mitarbeitergespräche sowie die Berücksichtigung eingereichter Verbesserungsvorschläge.[49)]

In der Zeit vom 22. bis 23. November 2007 erfolgt die erste Zertifizierung der Krankenhaus XY gGmbH nach DIN EN ISO 9001:2000. In diesem Zusammenhang erfolgt der Nachweis, inwiefern das bestehende Qualitätsmanagementsystem den vorgegebenen Mindestanforderungen entspricht und wo gegebenenfalls noch Defizite existieren, welche es bis zur Rezertifi-

---

[46)] Vgl. QMH der KRANKENHAUS XY gGmbH, Kapitel 4.0, Seiten 3-6
[47)] ebenda, Kapitel 8.0, Seiten 1-3
[48)] ebenda, Kapitel 8.0, S. 4 f.
[49)] Vgl. QMH der KRANKENHAUS XY gGmbH, Kapitel 8.0, S. 5 f.

zierung zu beheben gilt. Gegenstand der auf die Studienarbeit aufbauenden Diplomarbeit soll es beispielsweise sein, angemessene Lösungsansätze zu ausgewählten Schwachstellen zu finden, welche sich gegebenenfalls aus der Zertifizierung ergeben.

Zusammenfassend ist festzustellen, dass Aufbau und Ausgestaltung des Qualitäts- und Beschwerdemanagementsystems der Krankenhaus XY gGmbH auf dem aktuellen wissenschaftlichen Erkenntnisstand basieren und den gesetzlichen Forderungen entsprechen. Der kontinuierliche Verbesserungsprozess und die ausgeprägte Kundenorientierung bilden die zentralen Gesichtspunkte des bestehenden Systems. Zur nachhaltigen Gewährleistung des gegenwärtigen Standes ist die Weiterführung dieser Strategie unerlässlich. Eine Herausforderung wird hierbei sein, auch über den Zeitpunkt der Zertifizierung hinaus, den Mitarbeitern sämtlicher Fachbereiche aller Hierarchieebenen die Relevanz des Qualitäts- und Beschwerdemanagementsystems wiederholt zu verdeutlichen, um auch auf lange Sicht eine hohe Effizienz des Systems sowie die Wettbewerbsfähigkeit des Krankenhauses zu gewährleisten.

## 3  Zusammenfassende Darlegung der Bedeutung des Beschwerdemanagements

Das Beschwerdemanagement bildet in Dienstleistungsunternehmen die Grundlage für ein umfassendes „CRM", denn es hat vorrangig zum Ziel, durch das Erzeugen von Kundenzufriedenheit, eine erhöhte Bindung der Kunden zum Unternehmen zu erreichen und somit langfristig strategische Vorteile gegenüber den Konkurrenten zu erzielen. Das „CRM" ist ein Bestandteil des „Customer Care Managements", welches für sämtliche kundenorientierte Kommunikationsformen verantwortlich zeichnet.[50]

Dem Beschwerdemanagement kommt eine maßgebliche Bedeutung bezüglich Kundenbindung und Konsolidierung bestehender Kundenbeziehungen zu, da es durch den hohen Informationsgehalt hinsichtlich bestehender qualitativer Mängel in der Qualität der Dienstleistungserbringung zu einer kontinuierlichen Prozessverbesserung beiträgt. Demzufolge ist die Implementierung eines effizienten Beschwerdemanagementsystems zugleich von hoher Bedeutsamkeit im Qualitätsmanagement, denn alle Maßnahmen, welche ein Krankenhaus hinsichtlich Qualitätsverbesserung und Qualitätssicherung einleitet, erfolgen ebenso wie das Beschwerdemanagement unter der Zielvorgabe, zur erhöhten Patientenzufriedenheit beizutragen. Im Ergebnis wird der Erfolg eines Beschwerdemanagementsystems jedoch nur dann gewähr-

---

[50] Vgl. Stauss, B.; Seidel, W.: (Beschwerdemanagement), S. 34 ff.

leistet sein, wenn der Grundsatz der Patientenorientierung bereichsübergreifend durch entsprechendes Verhalten und Handeln aller Mitarbeiterinnen und Mitarbeiter und vor allem vom Management einer Organisation konsequent verwirklicht wird um sich der maßgeblichen Bedeutung von Kundenorientierung bewusst zu werden. Damit die durch das Beschwerdemanagement initiierte kundenorientierte Verhaltensweise im täglichen Organisationsablauf auch wirklich gelebt wird, bedarf es einer entsprechenden Ausgestaltung der Unternehmenskultur. Eine grafische Zusammenfassung der Ziele und Rahmenfaktoren des Beschwerdemanagements ist in Anlage 11 dargestellt.

Aufgrund der Maßgabe zur inhaltlichen Begrenzung dieser wissenschaftlichen Abhandlung besteht bezüglich der erörterten Überlegungen kein Anspruch auf Vollständigkeit. Diese Arbeit soll neben der Darstellung der Bedeutsamkeit eines konstruktiven Beschwerdemanagementsystems hinsichtlich qualitativer Prozessoptimierung und Sicherung der Wettbewerbsfähigkeit eines Krankenhauses als theoretisches Fundament und als Ansatzpunkt für tiefgreifendere Ausführungen im Rahmen der Diplomarbeit dienen.

# Quellenverzeichnis und Literaturverzeichnis

## 1) Monografien:

**Kirchner, Helga:** (Beschwerdemanagement) Beschwerdemanagement im Pflegeteam, Stuttgart, Verlag W. Kohlhammer, 2002

**Meyer, Stephan:** (Zufriedenheit) Zählt die Zufriedenheit des Patienten?, Frankfurt am Main, Europäischer Verlag der Wissenschaften, 2003

**Nöllke, Matthias:** (Management) Management – Was Führungskräfte wissen müssen, 2. Auflage, Planegg, Haufe Verlag, 2004

**Stauss, Bernd und Seidel, Wolfgang:** (Beschwerdemanagement) Beschwerdemanagement – Unzufriedene Kunden als profitable Zielgruppe, 4. Auflage, München, Carl Hanser Verlag, 2007

**Vergnaud, Monique:** (Beschwerdemanagement) Beschwerdemanagement – Leistungssteigerung durch Kundenkritik, Quedlinburg, Urban & Fischer Verlag, 2002

## 2) Virtuelle Literatur:

**Franke, Karin:** (Beschwerdemanagement) Beschwerdemanagement – Ärgernisse Ihrer Kunden systematisch auflösen und vermeiden (17.11.2007) [Online] http://www.semantics.de/service/pulikationen/beschwerdemanagement/beschwerdemanagement.pdf

**Halber, Marco:** (Beschwerdemanagement) Beschwerdemanagement im Krankenhaus (17.11.2007) [Online] https://www.halber.de/download/Halber2004.pdf

**Holy, Deniz:** (Lob- und Beschwerdemanagement) Lob- und Beschwerdemanagement im Wiener Krankenanstaltenbund (17.11.2007) [Online] http://www.oegkv.at/uploads/media/Holy.pdf

**Kersting, Th. und Sobhani, B.:** (Einsicht) Einsicht ist der erste Weg zur Besserung (17.11.2007) [Online] http://www.drk-kliniken-berlin.de/uploads/media/20030401beschwerde.pdf

**o. V.:** (Beschwerdemanagement) (14.10.2007) [Online] http://de.wikipedia.org/wiki/Beschwerdemanagement

3) Sonstige Quellen:

**Wildemann, Horst:** (Leitfaden) Leitfaden zur Einführung eines Beschwerdemanagements und Ausrichtung von Vertrieb, Forschung und Entwicklung, Produktion und Mitarbeitern auf Kundenbedürfnisse, 10. Auflage, München, TCW-Verlag, 2005

**Qualitätsmanagement-Handbuch der Krankenhaus XY gGmbH**

# Anlagenverzeichnis

| | | |
|---|---|---|
| Anlage 1: | Die Ziele des Beschwerdemanagements | S. 37 |
| Anlage 2: | Der Kundenbeziehungs-Lebenszyklus | S. 38 |
| Anlage 3: | Das Prozessmodell des Qualitätsmanagements nach DIN EN ISO 9001:2000 | S. 39 |
| Anlage 4: | Der Prozess des Beschwerdemanagements | S. 40 |
| Anlage 5: | Zusammenfassende Visualisierung über das Beschwerdemanagement | S. 41 |
| Anlage 6: | Strategische Ist-Analyse im Beschwerdemanagement | S. 42 |
| Anlage 7: | Die internen Zielgruppen und primären Segmente des Beschwerdemanagements | S. 43 |
| Anlage 8: | Der aus der Beschwerdebearbeitung resultierende Wertschöpfungsprozess | S. 44 |
| Anlage 9: | Die in Beschwerden enthaltenen Informationen als wichtiger Bestandteil im Zyklus des Kundenwissensmanagements | S. 45 |
| Anlage 10: | Beschwerdemanagement als ein Baustein der Kundenorientierungs-Leitbilder | S. 46 |
| Anlage 11: | Beispiel für die grafische Darstellung der Jahresauswertung externer Beschwerden in der Kreiskrankenhaus Stollberg gGmbH | S. 47 |

Anlage 1

# Der Kundenbeziehungs-Lebenszyklus[51]

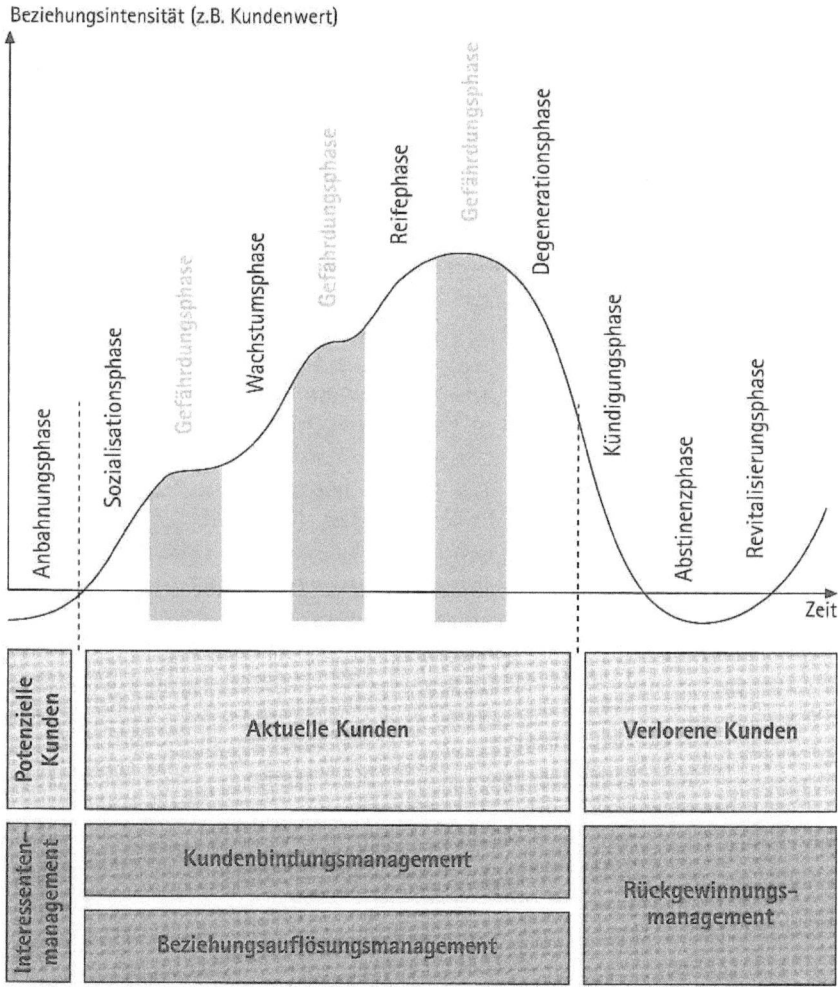

---

[51] Quelle: Stauss, B.; Seidel, W.: (Beschwerdemanagement), S. 26

Anlage 2

## Beschwerdemanagement als ein Baustein der Kundenorientierungs-Leitbilder[52]

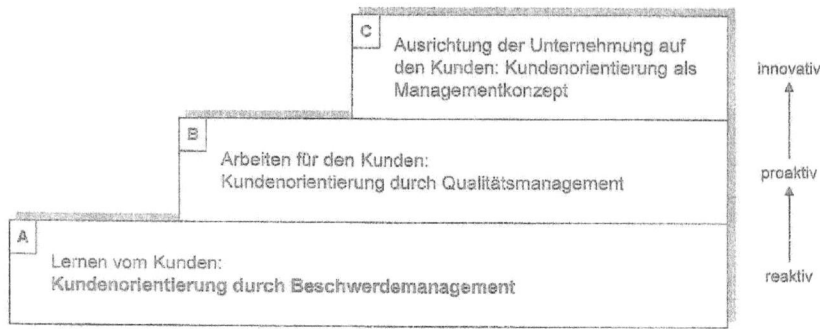

---

[52] Quelle: Wildemann, H.: (Leitfaden), S. 1

Anlage 3

**Die in Beschwerden enthaltenen Informationen als wichtiger Bestandteil im Zyklus des Kundenwissensmanagements[53]**

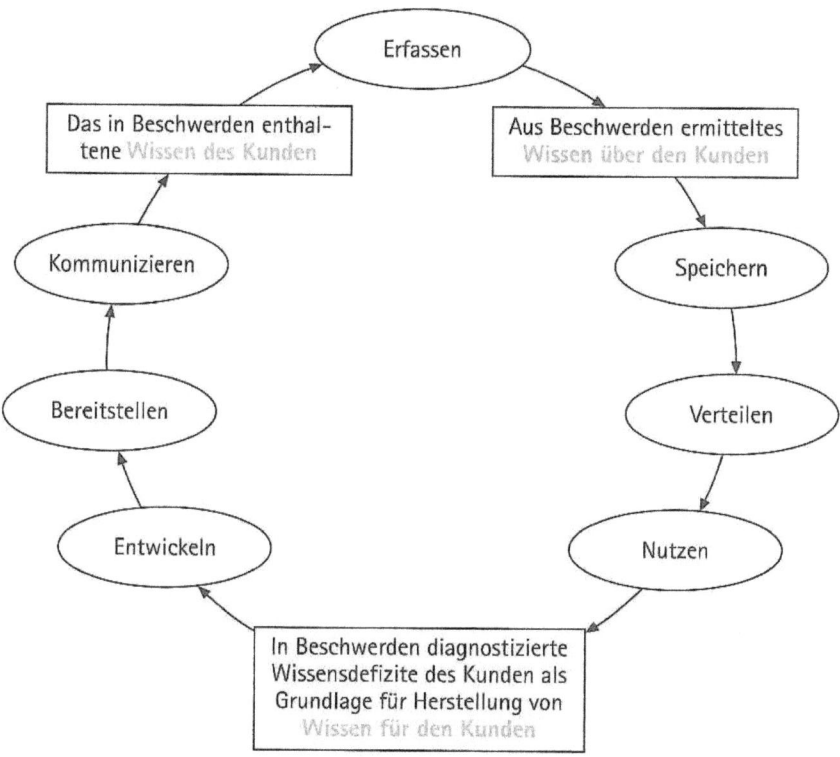

---

[53] Quelle: Stauss, B.; Seidel, W.: (Beschwerdemanagement), S. 481

39

Anlage 4

# Die Ziele des Beschwerdemanagements[54]

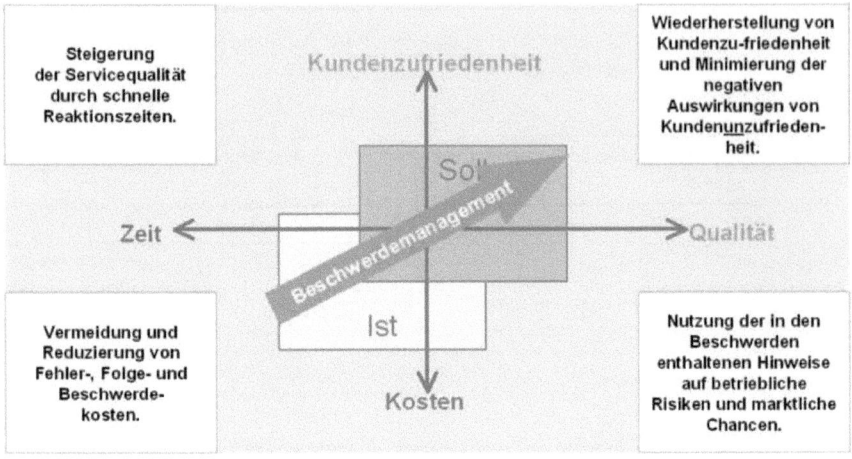

---

[54] Quelle: o. V.: (Beschwerdemanagement)

Anlage 5

**Die internen Zielgruppen und primären internen Segmente des Beschwerdemanagements**[55)]

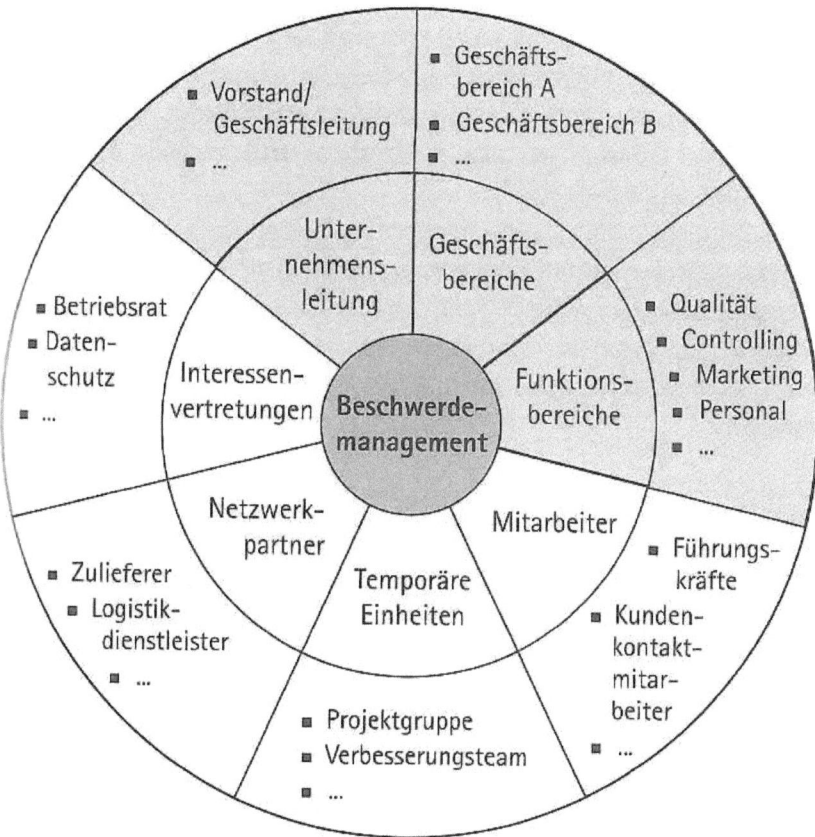

---

[55)] Quelle: Stauss, B.; Seidel, W.: (Beschwerdemanagement), Seite 99

Anlage 6

## Der Prozess des Beschwerdemanagements [56]

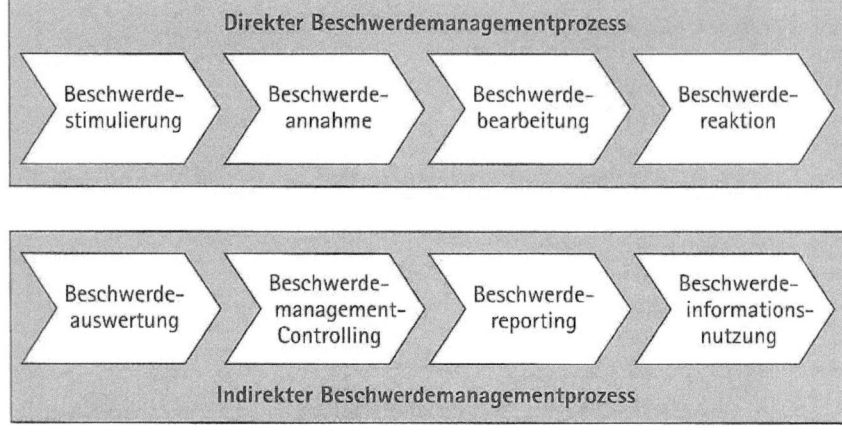

---

[56] Quelle: Stauss, B.; Seidel, W.: (Beschwerdemangement), S. 82

Anlage 7

**Der aus der Beschwerdebearbeitung resultierende Wertschöpfungsprozess**[57]

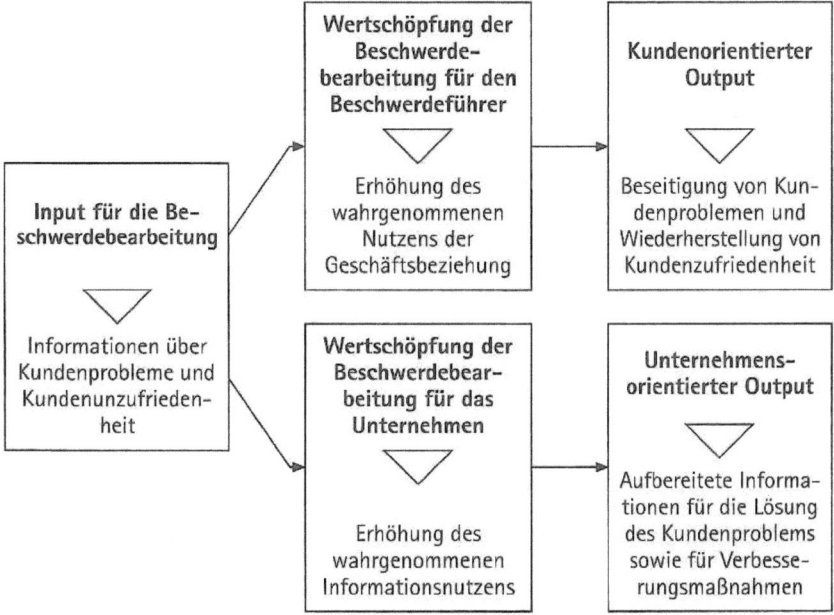

---

[57] Quelle: Stauss, B.; Seidel, W.: (Beschwerdemanagement), S. 182

Anlage 8

## Strategische Ist-Analyse im Beschwerdemanagement[58]

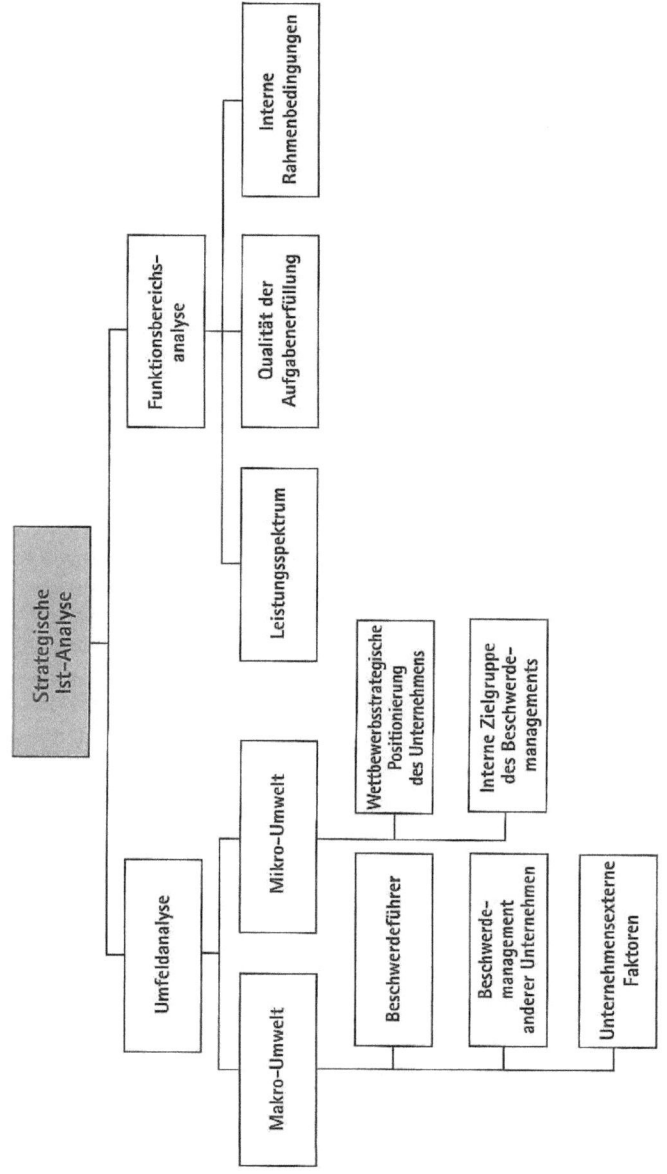

---

[58] Quelle: Stauss, B.; Seidel, W.: (Beschwerdemanagement), S. 95

Anlage 9

## Das Prozessmodell des Qualitätsmanagements nach DIN EN ISO 9001:2000[59)]

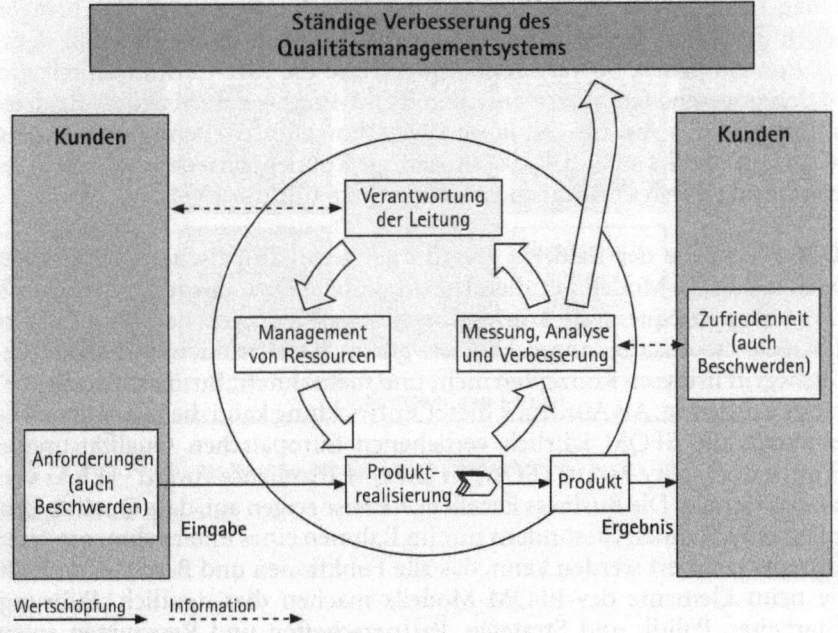

---

[59)] Quelle: Stauss, B.; Seidel, W.: (Beschwerdemanagement), S. 39

Anlage 10

**Beispiel für die grafische Darstellung der Jahresauswertung externer Beschwerden in der Krankenhaus XY gGmbH**

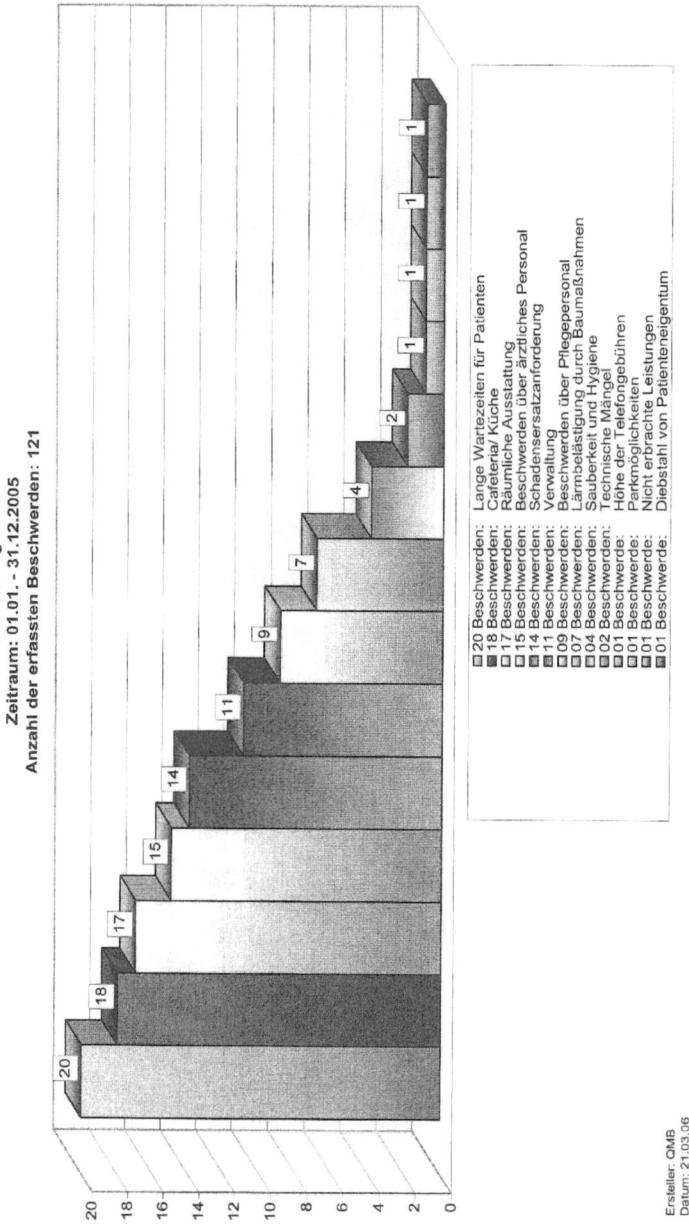

46

Anlage 11

## Zusammenfassende Visualisierung über das Beschwerdemanagement[60]

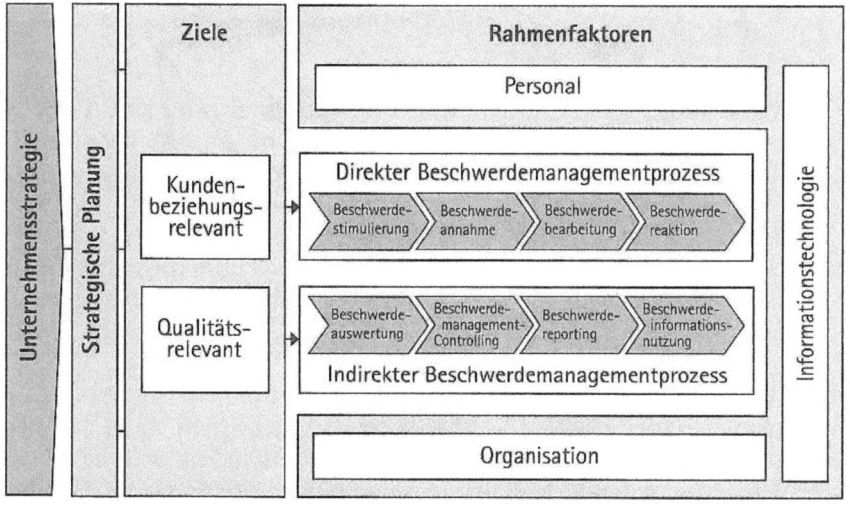

---

[60] Quelle: Stauss, B.; Seidel, W.: (Beschwerdemanagement), S. 89